ANATOMÍA DE UNA VOCACIÓN
© Mónica Torres
Diseño de portada: Dpto. de Diseño Gráfico Exlibric

Iª edición

© ExLibric, 2026.

Editado por: ExLibric
c/ Cueva de Viera, 2, Local 3
Centro Negocios CADI
29200 Antequera (Málaga)
Teléfono: 952 70 60 04
Fax: 952 84 55 03
Correo electrónico: exlibric@exlibric.com
Internet: www.exlibric.com

ISBN: 979-13-88079-88-7
Depósito Legal: MA 224-2026

Impresión: PODiPrint
Impreso en Andalucía – España

Nota de la editorial: ExLibric pertenece a Innovación y Cualificación S. L.

MÓNICA TORRES

ANATOMÍA DE UNA VOCACIÓN

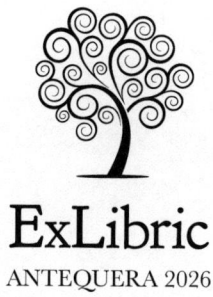

ExLibric

ANTEQUERA 2026

A mis abuelos, que siempre creyeron en mí,
y a mi querido tío, presente en cada latido
que dé mi memoria.

Gracias por enseñarme a perseguir la vida
con pasión y valentía.

Índice

Protocolo

La medicina es, ante todo, una disciplina que exige precisión, constancia y vocación.

Durante los primeros años de la formación, el estudiante se enfrenta al desafío de comprender la complejidad del cuerpo humano, un reto que, sin una adecuada guía, puede ser abrumador.

Este libro surge con la intención de unificar en una sola obra los elementos esenciales del estudio anatómico: un libro detallado, un marco histórico que recuerda el camino recorrido por la ciencia médica y una introducción a las enfermedades más frecuentes, todo como un puente hacia la práctica clínica.

Lejos de pretender sustituir otras fuentes, esta obra busca ser un compañero de referencia, un apoyo solido que acompañe al estudiante en sus primeras etapas y que, al mismo tiempo, le recuerde la importancia del rigor y la pasión en el ejercicio de la medicina.

Confío en que el lector hallará en estas páginas no solo un recurso académico, sino también un estímulo para continuar descubriendo la fascinante ciencia que nos permite comprender, preservar y recuperar la vida.

Presentación

La medicina, a lo largo de la historia, ha sido la ciencia que más ha acompañado al ser humano en su búsqueda por comprenderse a sí mismo. Desde los primeros papiros egipcios que describían órganos y ungüentos curativos, pasados por los tratados hipocráticos en la Grecia clásica, hasta los descubrimientos renacentistas de Andreas Vesalio, cada paso en el estudio de la anatomía ha supuesto no solo un avance en el conocimiento, sino también una oportunidad para mejorar la vida humana.

Este libro nace con un objetivo claro: integrar en una sola obra los pilares fundamentales que todo estudiante de medicina necesita para iniciarse en el fascinante mundo del cuerpo humano. A través de un atlas detallado de anatomía humana, acompañado de breves notas históricas, datos de interés y un repaso de las enfermedades más frecuentes asociadas a cada sistema, se busca ofrecer una herramienta de estudio completa, didáctica y accesible.

La anatomía no es únicamente la descripción de huesos, músculos y órganos; es la base sobre la que se sustentan todas las ciencias médicas. Entender cómo estamos constituidos es la clave para comprender cómo enfermamos y, sobre todo, cómo podemos curarnos. Por ello, este libro no se limita a la exposición gráfica y descriptiva del cuerpo, sino que enlaza cada conocimiento con su dimensión clínica e histórica para que el lector pueda apreciar la riqueza y la profundidad de esta disciplina.

El camino a ser médico no es sencillo: exige esfuerzo, disciplina y, sobre todo, pasión. La intención de esta obra es acompañar al estudiante en ese proceso, ofreciéndole un recurso que facilite el aprendizaje y le recuerde, en cada página, por qué eligió recorrer una de las carreras más complejas y, al mismo tiempo, más hermosas que existen: la medicina.

Historia de la medicina

INTRODUCCIÓN

La medicina es una de las ciencias más antiguas y fascinantes de la humanidad. Desde sus primeros pasos en la prehistoria hasta la medicina moderna, la historia de la medicina refleja la evolución del conocimiento, la cultura y la capacidad humana para enfrentar las enfermedades y mejorar la salud.

Este recorrido breve no solo habla de descubrimientos y técnicas, sino también de personas que dedicaron sus vidas a entender el cuerpo humano y a aliviar el sufrimiento. Cada época aporta un eslabón que nos ha llevado a la medicina que conocemos hoy.

I. LA MEDICINA EN LA PREHISTORIA (HASTA 3000 A. C.)

La medicina en la prehistoria, hasta aproximadamente el 3000 a. C., estuvo marcada por una mezcla entre creencias mágicas y experiencias prácticas. En las comunidades más antiguas, durante el Paleolítico, la enfermedad no se entendía como un proceso natural, sino como la consecuencia de fuerzas externas, espíritus malignos o castigos sobrenaturales. Por ello, la curación recaía en los chamanes, que eran personajes que ejercían el papel de médicos, sacerdotes y brujos al mismo tiempo. Estos recurrían a ritos, danzas, invocaciones, uso de amuletos y cantos para expulsar el mal del cuerpo del enfermo, convencidos de que la salud dependía del equilibrio con el mundo espiritual.

A pesar de la fuerte carga mágica, también se aplicaron observaciones prácticas. Se sabe que ya en esta época utilizaban plantas y minerales con fines terapéuticos: algunas hierbas para calmar dolores, barro o cortezas para cubrir heridas, y resinas para detener hemorragias. Los hallazgos arqueológicos, como los de la cueva de Shanidar en Irak, donde encontraron restos de flores medicinales junto a esqueletos de neandertales, sugieren un uso temprano de la fitoterapia[1]. Además, el conocimiento del entorno permitió improvisar técnicas de inmovilización de fracturas con ramas y fibras vegetales.

Uno de los aspectos más sorprendentes de la medicina paleolítica fue la trepanación craneal. Se han encontrado numerosos cráneos con perforaciones circulares realizadas en vida, algunas incluso con cicatrización, lo que demuestra que los pacientes sobrevivieron a la intervención. La finalidad pudo ser tanto mágica —liberar a los espíritus que causaban enfermedades como convulsiones o cefaleas—, como práctica, en casos de traumatismos craneales.

Con el paso al Neolítico, el modo de vida cambió profundamente. El sedentarismo, la domesticación de animales y la agricultura favorecieron la aparición de nuevas dolencias, como infecciones, caries y enfermedades contagiosas. La medicina, aunque aún impregnada de magia, se volvió más variada. Los chamanes siguieron siendo figuras centrales, pero los conocimientos empíricos sobre plantas, ungüentos y fermentaciones

---

[1] Es la ciencia que estudia la utilización de plantas medicinales y sus derivados para la prevención, el tratamiento o el alivio de enfermedades y trastornos de salud.

aumentaron. Las trepanaciones continuaron realizándose, e incluso en algunos individuos se detectan varias intervenciones en distintos momentos de su vida, lo que revela cierta especialización y mayor pericia técnica.

En esta época también se utilizaron amuletos de piedra, hueso o conchas como elementos protectores contra la enfermedad, y se extendieron prácticas rituales en las que la salud estaba estrechamente vinculada a lo sagrado. Las tumbas neolíticas muestran que los enfermos no eran abandonados, sino cuidados dentro de la comunidad, lo que indica un sentido de asistencia y de medicina social incipiente.

Hacia el 3000 a. C., cuando aparecen las primeras grandes civilizaciones, como Egipto y Mesopotamia, la medicina se encontraba en una etapa de transición. Conservaba aún la visión mágico-religiosa de la prehistoria, pero cada vez se apoyaba en experiencias prácticas y en la transmisión organizada de remedios. Así, de un saber fragmentado y empírico, combinado con rituales sobrenaturales, se fue avanzando hacia los primeros sistemas médicos de la historia.

II. LA MEDICINA EN EGIPTO Y MESOPOTAMIA (3000-500 A. C.)

La medicina en Egipto y en Mesopotamia compartió rasgos comunes, ya que ambas civilizaciones entendían la enfermedad como un fenómeno ligado a lo sagrado, pero también mostraron diferencias notables en su organización y práctica.

En primer lugar, en Egipto la medicina alcanzó un grado de especialización y sistematización más avanzado. Los médicos estaban estrechamente vinculados a los templos, pero existían diferentes ramas, como oculistas, dentistas, cirujanos o médicos generales. Los papiros médicos, en especial el de Ebers y el de Edwin Smith, muestran un amplio conocimiento de remedios naturales y técnicas quirúrgicas. La momificación proporcionó a los egipcios un contacto con el cuerpo humano que les permitió un mayor conocimiento anatómico, aunque limitado, debido a la prohibición de diseccionar con fines científicos. La higiene era un aspecto clave, pues se asociaba la limpieza a la prevención de enfermedades.

La práctica médica egipcia combinaba oraciones y rituales con tratamientos empíricos, lo que dio lugar a una medicina mixta, religiosa y práctica a la vez.

En Mesopotamia, en cambio, la medicina estaba más fuertemente dominada por la religión y la magia. La enfermedad se atribuía a castigos divinos o a la acción de demonios, de modo que la curación requería tanto de conjuros como de remedios físicos. Existían dos figuras principales: el asipu, encargado de exorcismos y prácticas mágicas, y el asu, que aplicaba plantas y tratamientos físicos.

Los templos también eran lugares de curación, dedicados a divinidades como Nabu o Ea. Una característica distintiva de Mesopotamia fue la regulación legal de la medicina, reflejada en el Código de Hammurabi, donde se fijaban honorarios y sanciones a los médicos, lo que muestra un temprano reconocimiento profesional y social. Las tablillas cuneiformes conservan recetas y conjuros que evidencian un conocimiento farmacológico amplio, aunque siempre impregnado de magia.

En cuanto a las similitudes, ambos pueblos veían inseparables la medicina y la religión: los médicos eran también sacerdotes o intermediarios con los dioses, y la curación incluía plegarias, amuletos y fórmulas mágicas. Tanto egipcios como mesopotámicos desarrollaron farmacopeas complejas, basadas en plantas, minerales y productos animales, y practicaron algunas formas de cirugía, aunque en Egipto estas alcanzaron mayor desarrollo.

Las diferencias, sin embargo, son claras: Egipto se caracterizó por su mayor organización médica, la especialización de profesionales y el énfasis en la higiene, mientras que Mesopotamia destacó por el peso predominante de la magia y la regulación legal de la práctica médica. Egipto avanzó hacia una medicina más práctica y técnica, mientras que Mesopotamia mantuvo un carácter más mágico-religioso y normativo.

En conclusión, tanto Egipto como Mesopotamia representan la transición entre la medicina mágica de la Prehistoria y la medicina más racional que desarrollaron los griegos y los romanos. Egipto sobresale por sus conocimientos anatómicos y quirúrgicos, y Mesopotamia por haber establecido un marco social y legal para la práctica médica.

III. LA MEDICINA EN GRECIA Y EN ROMA (500 A. C.-500 D. C.)

La medicina en Grecia y en Roma compartió muchos elementos, pues los romanos adoptaron gran parte del saber griego, pero cada civilización aportó matices distintos que marcaron su estilo propio.

En Grecia, la medicina se orientó hacia la explicación racional de la enfermedad. Desde los templos de Asclepio, donde se combinaban los rituales y las curaciones religiosas, se pasó al pensamiento hipocrático, que rompió con la idea de que las dolencias eran castigos divinos.

Hipócrates formuló la teoría de los cuatro humores y estableció una ética profesional mediante el juramento hipocrático. La observación clínica, el pronóstico y el estudio de la evolución natural de las enfermedades se convirtieron en pilares de la práctica médica. Más tarde, Galeno perfeccionó las ideas hipocráticas, introdujo descripciones anatómicas y fisiológicas basadas en la disección animal. Sus escritos dominaron la medicina durante siglos. Así, la medicina griega fue fundamentalmente teórica, filosófica y racional, ya que estaba interesada en comprender las causas de las enfermedades.

En Roma, en cambio, el enfoque fue eminentemente práctico y utilitario. Aunque en los primeros tiempos confiaron en remedios caseros y rituales, pronto adoptaron los conocimientos griegos. La medicina romana se aplicó sobre todo en el ámbito militar, con la creación de hospitales (valetudinaria) para los soldados, donde se practicaban cirugías, amputaciones, vendajes y extracciones de proyectiles. Además, Roma destacó en el terreno de la salud pública: acueductos, alcantarillado, baños públicos y normas urbanísticas fueron herramientas de prevención de enfermedades a gran escala, algo que no tuvo un equivalente en Grecia. Su contribución principal no fue tanto la teoría, que siguió siendo griega, sino la organización, la higiene y la aplicación masiva de medidas sanitarias.

Las similitudes entre ambas culturas son evidentes: en las dos, los médicos actuaban tanto como curadores físicos como figuras respetadas en la sociedad; ambas conservaron elementos religiosos en la práctica, aunque los griegos avanzaron más hacia la racionalidad;

y en los dos casos la figura de Galeno fue crucial, ya que, aunque trabajó en Roma, su pensamiento estaba profundamente enraizado en la tradición griega.

Las diferencias, sin embargo, marcan la identidad de cada civilización. Grecia aportó la base filosófica, la teoría humoral, la observación clínica y la ética médica, mientras que Roma añadió la dimensión práctica, la organización sanitaria, la cirugía aplicada a la guerra y la infraestructura de higiene pública. Grecia se preocupó por explicar la enfermedad, Roma por combatirla en la práctica y prevenirla en la sociedad.

En síntesis, la medicina griega fue el cerebro de la medicina antigua, y la romana fue sus manos y su sistema de difusión. Ambas se complementaron para sentar los fundamentos de la medicina occidental.

Hipócrates de Cos (460-370 a. C.) es considerado el «padre de la medicina» porque rompió con la idea de que la enfermedad era un castigo divino y propuso que debía entenderse como un fenómeno natural. Su principal aportación fue la teoría de los cuatro humores (sangre, flema, bilis amarilla y bilis negra), según la cual la salud consistía en el equilibrio de estos fluidos y la enfermedad aparecía cuando alguno predominaba. A partir de esta concepción, los tratamientos se dirigían a restaurar el equilibrio mediante dietas, ejercicio, purgas, reposo o sangrías. Hipócrates y su escuela también sentaron las bases de la observación clínica: el médico debía estudiar los síntomas, registrar la evolución de las enfermedades y elaborar un pronóstico. Además, a él se atribuye el Juramento Hipocrático, que establecía principios éticos como la obligación de no dañar al enfermo y de guardar secreto profesional. Su legado fue más filosófico y metodológico que técnico: introdujo la idea de una medicina racional, basada en la experiencia y en la ética.

Galen de Pérgamo (129-216 d. C.), en cambio, vivió siglos después, ya en el Imperio romano, y fue el médico más influyente de la Antigüedad. Admirador de Hipócrates, mantuvo la teoría humoral, pero la desarrolló con una visión más compleja del organismo. Realizó numerosas disecciones y vivisecciones en animales, lo que le permitió estudiar músculos, nervios, riñones y corazón. Describió la función del cerebro como el centro del control nervioso, la diferencia entre nervios motores y sensoriales, y avanzó en la comprensión de la circulación sanguínea (aunque pensaba que la sangre pasaba del ventrículo derecho al izquierdo por «poros invisibles» en el tabique). Además, fue un gran escritor: sus tratados médicos y filosóficos reunieron casi todo el saber médico griego y romano. Su autoridad fue tan grande que sus teorías se consideraron incuestionables durante más de mil años, dominando la medicina en Bizancio, el mundo islámico y la Europa medieval.

Las similitudes entre Hipócrates y Galeno están en que ambos defendieron que la medicina debía basarse en la observación y en causas naturales. Los dos consolidaron la teoría humoral como explicación de la salud y la enfermedad. Pero las diferencias son también claras: Hipócrates fue el iniciador, el que sentó las bases éticas y racionales de la medicina, mientras que Galeno fue el gran sistematizador, el que amplió el conocimiento anatómico y fisiológico, convirtiéndose en la autoridad médica indiscutida durante siglos.

IV. La medicina en la Edad Media (500-1500 d. C.)

Estuvo marcada por una fuerte influencia religiosa, pero también por la conservación y la transmisión de los conocimientos clásicos de Grecia y Roma a través de la cultura bizantina y la islámica, que más tarde llegarían a Europa occidental. Este período se caracterizó por la convivencia entre la medicina empírica, la magia, la fe cristiana o islámica y los saberes heredados de la Antigüedad.

Tras la caída del Imperio romano en occidente, gran parte del conocimiento científico se perdió en Europa, donde la Iglesia cristiana se convirtió en la principal institución que regulaba la práctica médica.

La enfermedad era entendida muchas veces como un castigo divino o una prueba espiritual, y la curación dependía tanto de la oración y de los sacramentos como de remedios naturales. Los monasterios se convirtieron en centros de asistencia, donde los monjes copiaban manuscritos antiguos y cultivaban plantas medicinales en huertos destinados a la elaboración de remedios. En estos espacios se mantuvo viva la tradición hipocrática y galénica, aunque siempre interpretada a la luz de la teología.

Mientras en Europa occidental el conocimiento se mantenía de forma limitada, en el Imperio bizantino se conservaron y recopilaron los textos de Hipócrates, Galeno y Dioscórides. Los médicos bizantinos, como Oribasio o Pablo de Egina, realizaron compilaciones médicas que después servirían de referencia en el mundo árabe y en el renacimiento europeo.

En el mundo islámico, la medicina alcanzó un desarrollo brillante. Las ciudades de Bagdad, Córdoba y Damasco se convirtieron en centros del saber, donde se tradujeron al árabe los escritos griegos y romanos, y se ampliaron con nuevas aportaciones. Figuras como Avicena (Ibn Sina), con su obra Canon de medicina, o Averroes (Ibn Rushd) y Al-Razi (Rhazes), fueron fundamentales en la transmisión y enriquecimiento de la ciencia médica. En los hospitales islámicos, llamados bimaristanes, se practicaba la enseñanza médica, se atendía a enfermos y se organizaba el cuidado sanitario con un gran avance respecto a la Europa cristiana de la misma época.

En Europa occidental, a partir del siglo XI, con el renacer urbano y cultural, comenzaron a surgir las primeras universidades en lugares como Salerno, Montpellier o Bolonia, donde la medicina se enseñaba a partir de los textos de Hipócrates, Galeno y Avicena. La Escuela de Salerno, en particular, fue un centro clave que unió las tradiciones latina, árabe y judía. Sin embargo, la enseñanza seguía siendo teórica y basada en la autoridad de los clásicos, lo que limitaba la experimentación.

Durante la Edad Media también se produjeron importantes epidemias, siendo la más devastadora la peste negra en el siglo XIV, que diezmó a la población europea. Estas crisis reflejaron la insuficiencia de los recursos médicos disponibles, ya que los tratamientos seguían basándose en la teoría humoral, en prácticas como sangrías y purgas, y en medidas religiosas como procesiones y rezos.

La cirugía medieval tuvo un desarrollo limitado y estuvo en manos de barberos-cirujanos, que realizaban amputaciones, extracciones dentales y curaban heridas de guerra, aunque sin conocimientos avanzados de anatomía ni asepsia.

La medicina universitaria consideraba la cirugía como una labor inferior, reservada a quienes no tenían formación académica.

En resumen, la medicina medieval osciló entre la visión religiosa y sobrenatural de la enfermedad y la conservación de los saberes clásicos, enriquecidos sobre todo en el mundo islámico. Europa occidental vivió una etapa de estancamiento en los primeros siglos, pero, con el tiempo, gracias a las traducciones árabes y a la creación de universidades, se sentaron las bases para el resurgimiento científico del Renacimiento. Así, la Edad Media fue tanto un período de crisis y superstición como de preservación y transmisión de conocimientos, sin los cuales no hubiera sido posible el avance médico de la Edad Moderna.

V. EL RENACIMIENTO Y REVOLUCIÓN CIENTÍFICA (1500-1700 D. C.)

El período comprendido entre los siglos XVI y XVII fue escenario de una profunda transformación en la visión del mundo y del ser humano. Tras la Edad Media, el Renacimiento supuso un renacer cultural que colocó al hombre en el centro de la reflexión intelectual y artística, recuperando los ideales de la Antigüedad clásica y desarrollando un nuevo espíritu de curiosidad, racionalidad y confianza en la capacidad humana.

Este movimiento, iniciado en Italia y extendido por toda Europa, se caracterizó por el humanismo, que promovía el estudio de las lenguas clásicas, la literatura, la historia y la filosofía, al mismo tiempo que impulsaba un arte basado en la proporción, la perspectiva y la búsqueda de la belleza ideal. Artistas como Leonardo da Vinci y Miguel Ángel no solo encarnaron este espíritu en el ámbito artístico, sino que también contribuyeron a un pensamiento científico más observador y experimental.

En paralelo, la invención de la imprenta a mediados del siglo XV por Johannes Gutenberg favoreció la difusión del conocimiento, lo que permitió que las ideas renacentistas se expandieran con rapidez. La circulación de textos científicos y filosóficos abrió paso a debates que cuestionaron el orden establecido, tanto en el ámbito cultural como en el religioso y en el científico. La Reforma protestante, iniciada por Lutero en 1517, evidenció ese clima de crítica y transformación, debilitando la autoridad absoluta de la Iglesia en el terreno del saber y abriendo espacios de autonomía para el pensamiento individual.

Sobre estos cimientos se levantó la Revolución Científica, un proceso que, entre 1500 y 1700, modificó radicalmente la concepción del universo y el método de investigación. El sistema geocéntrico, heredado de Ptolomeo y defendido por la Iglesia, fue puesto en duda por Nicolás Copérnico, quien propuso en 1543 la teoría heliocéntrica.

Posteriormente, Galileo Galilei, gracias al perfeccionamiento del telescopio, observó los movimientos de los astros y ofreció pruebas empíricas que confirmaban la nueva visión del cosmos. Johannes Kepler demostró que las órbitas planetarias no eran circulares, sino elípticas, y más tarde Isaac Newton sintetizó los avances de sus predecesores al formular la ley de la gravitación universal, que explicaba con precisión los fenómenos celestes y terrestres bajo las mismas leyes físicas.

La Revolución Científica no se limitó a la astronomía; también transformó disciplinas como la anatomía, con los estudios de Vesalio, y la física experimental, con los trabajos de Robert

Boyle en química y William Harvey en la circulación sanguínea. Estos avances fueron posibles gracias a un cambio de método: se pasó de la aceptación pasiva de la autoridad de los textos antiguos a la observación, la experimentación y la formulación de leyes universales. Francis Bacon defendió el empirismo como vía de conocimiento, mientras que René Descartes propuso el racionalismo y la duda metódica como fundamentos de la filosofía y de la ciencia moderna.

VI. La medicina moderna temprana (siglos XVIII y XIX)

Durante los siglos XVIII y XIX la medicina experimentó una profunda transformación que sentó las bases de la práctica médica moderna. En el siglo XVIII, influido por la Ilustración, se consolidó la confianza en la razón y en la observación como herramientas para comprender el cuerpo humano y combatir la enfermedad. Los hospitales comenzaron a reorganizarse, pasando de ser espacios de asistencia caritativa a convertirse en lugares de investigación y docencia clínica. La medicina dejó de basarse en explicaciones teóricas heredadas de la Antigüedad y empezó a apoyarse cada vez más en la observación directa, la disección y la correlación entre síntomas, órganos y lesiones. En este contexto, médicos como Giovanni Battista Morgagni desarrollaron la anatomía patológica, estableciendo que las enfermedades podían localizarse en órganos concretos y no solo en desequilibrios generales de los humores, lo que supuso un cambio radical en la forma de entender la salud.

A lo largo del siglo XVIII, también se realizaron importantes avances en la prevención. El ejemplo más notable fue la práctica de la variolización y, posteriormente, la vacuna contra la viruela desarrollada por Edward Jenner en 1796, quien comprobó que la inoculación del virus de la viruela bovina confería inmunidad frente a la viruela humana. Este descubrimiento representó un hito en la historia de la medicina, al demostrar que era posible prevenir enfermedades infecciosas mediante métodos científicos.

El siglo XIX consolidó y amplió estas innovaciones, introduciendo una auténtica revolución en la práctica médica. El desarrollo de la clínica hospitalaria y la enseñanza práctica a pie de cama, junto con el uso de instrumentos como el estetoscopio, inventado por René Laennec en 1816, el cual permitió un diagnóstico más preciso y riguroso. La medicina se profesionalizó, con la creación de facultades y sistemas de formación más estructurados, y se comenzaron a establecer normas de higiene y de salud pública, en respuesta al crecimiento urbano y a las epidemias.

Uno de los avances fundamentales del siglo XIX fue la introducción de la anestesia, con el uso del éter y del cloroformo a partir de 1846, lo que permitió intervenciones quirúrgicas más complejas y menos dolorosas. Poco después, las teorías de Louis Pasteur sobre los gérmenes y la obra de Robert Koch confirmaron la relación entre microorganismos y enfermedades, lo que impulsó el nacimiento de la microbiología y de nuevas estrategias preventivas. Paralelamente, Joseph Lister aplicó los principios de la asepsia en cirugía, reduciendo drásticamente las infecciones posoperatorias.

La fisiología también avanzó de forma decisiva gracias a los estudios de Claude Bernard sobre el medio interno y la experimentación en laboratorio, que aportaron un enfoque más mecanicista y experimental al funcionamiento del organismo.

En el campo de la salud pública, las investigaciones de John Snow sobre la epidemia de cólera en Londres demostraron la importancia del saneamiento urbano y de la epidemiología como ciencia.

En conjunto, los siglos XVIII y XIX marcaron el tránsito hacia una medicina verdaderamente científica, en la que la observación clínica, la experimentación y la aplicación de la biología y la química se unieron para transformar la práctica médica. Se abandonaron definitivamente las explicaciones mágico-religiosas y las teorías humorales, dando lugar a una medicina más empírica, racional y eficaz. Este proceso no solo cambió la forma de entender la enfermedad y la salud, sino que también mejoró la calidad de vida y sentó las bases de la medicina contemporánea.

VII. LA MEDICINA CONTEMPORÁNEA (SIGLO XX)

El siglo XX fue una etapa de avances sin precedentes en la historia de la medicina, caracterizada por la consolidación de la biomedicina, el desarrollo tecnológico y la aplicación masiva de la investigación científica al diagnóstico, la prevención y el tratamiento de enfermedades. A diferencia de épocas anteriores, la medicina contemporánea se basó en una estrecha colaboración entre laboratorio, clínica y salud pública, lo que permitió una transformación profunda de la práctica médica y una notable mejora en la esperanza y en la calidad de vida de la población mundial.

Uno de los hitos más trascendentales fue el descubrimiento y la aplicación de los antibióticos. En 1928 Alexander Fleming identificó la penicilina. En la década de 1940 esta sustancia comenzó a usarse ampliamente, revolucionando el tratamiento de infecciones que antes resultaban mortales. A ello se sumaron otros antibióticos que ampliaron el arsenal terapéutico, reduciendo drásticamente la mortalidad por enfermedades infecciosas. Paralelamente, las campañas de vacunación se multiplicaron, erradicando la viruela en 1980 y controlando enfermedades como la poliomielitis, el sarampión o la difteria, lo que marcó un avance decisivo en la medicina preventiva.

La medicina del siglo XX también estuvo definida por grandes progresos en la cirugía y en la tecnología. La introducción de los rayos X a comienzos de siglo abrió la era de la imagen médica, que más tarde se enriqueció con la tomografía computarizada, la resonancia magnética y la ecografía. Estos métodos revolucionaron el diagnóstico, permitiendo observar el interior del cuerpo con una precisión antes inimaginable. En el ámbito quirúrgico, los avances en anestesia, las técnicas quirúrgicas y los métodos de esterilización hicieron posibles operaciones cada vez más complejas, incluidas las primeras cirugías cardíacas y los trasplantes de órganos, como el realizado por Christiaan Barnard en 1967, que trasplantó un corazón humano con éxito.

En paralelo, se produjo un extraordinario desarrollo en el campo de la genética y la biología molecular. El descubrimiento de la estructura del ADN por Watson y Crick en 1953 abrió el camino a la comprensión de los mecanismos hereditarios de la enfermedad y al inicio de la medicina genética. En la segunda mitad del siglo, el Proyecto Genoma Humano, iniciado en 1990 y concluido en 2003, representó el esfuerzo internacional por descifrar la totalidad de la información genética humana, marcando el inicio de una nueva etapa en la investigación biomédica.

La salud pública adquirió un papel esencial, especialmente tras las dos guerras mundiales, cuando se hicieron evidentes los problemas derivados de la desnutrición, las epidemias y las secuelas físicas y psicológicas de los conflictos. Organismos internacionales como la Organización Mundial de la Salud, fundada en 1948, coordinaron campañas globales para mejorar la higiene, la nutrición y el acceso a la atención sanitaria. Al mismo tiempo, surgieron sistemas de seguridad social y sanidad pública en numerosos países, con el objetivo de garantizar el derecho a la salud como parte del bienestar social.

Otro aspecto clave de la medicina contemporánea fue el desarrollo de nuevas especialidades médicas, como la oncología, la neurología, la inmunología y la psiquiatría moderna, que permitieron abordar enfermedades desde perspectivas más precisas. También se produjo un cambio en la relación médico-paciente: si bien durante gran parte del siglo predominó un modelo paternalista, hacia finales de este se consolidó una visión más centrada en la autonomía del paciente, los derechos humanos y la bioética, especialmente en torno a cuestiones como la experimentación clínica, la eutanasia, el trasplante de órganos o la reproducción asistida.

En suma, la medicina del siglo XX se caracterizó por la unión entre ciencia y tecnología, la internacionalización de la investigación, la mejora de la salud pública y la aparición de dilemas éticos propios de una medicina cada vez más poderosa. Se trató de un siglo que transformó radicalmente la forma de vivir y de enfermar, y que sentó las bases de los desafíos y avances que hoy definen la medicina del siglo XXI.

VIII. LA MEDICINA DEL FUTURO (SIGLO XXI)

El siglo XXI ha abierto una etapa en la que la medicina avanza a un ritmo sin precedentes, marcada por la convergencia entre biomedicina, tecnología digital, inteligencia artificial y nuevas disciplinas científicas. A diferencia de épocas anteriores, en las que los descubrimientos transformaban la práctica clínica en el transcurso de décadas, en la actualidad la innovación es continua y se traduce en cambios visibles en pocos años. La medicina del futuro, ya en marcha, se orienta hacia un modelo más personalizado, predictivo, preventivo y participativo, en el que el paciente ocupa un papel central.

Uno de los campos más prometedores es la medicina genómica. Tras el desciframiento del genoma humano en 2003, el siglo XXI ha visto un crecimiento vertiginoso de la secuenciación genética y su aplicación clínica. Hoy en día es posible identificar predisposiciones hereditarias a enfermedades, diseñar terapias dirigidas contra mutaciones específicas —como en ciertos cánceres— y abrir el camino a la medicina de precisión, donde los tratamientos se ajustan a las características biológicas de cada individuo. En este contexto, la terapia génica y la edición genética mediante CRISPR-Cas9 representan una revolución, al ofrecer la posibilidad de corregir defectos genéticos y tratar enfermedades hasta ahora incurables.

La biotecnología y la ingeniería de tejidos también prometen transformar la práctica médica. El desarrollo de órganos artificiales, impresiones en 3D de tejidos y el uso de células madre pluripotenciales permiten vislumbrar un futuro en el que sea posible regenerar órganos dañados o incluso reemplazarlos sin necesidad de donantes. Estos avances se complementan con la investigación en nanomedicina, que busca diseñar sistemas diminutos capaces de detectar enfermedades en fases muy tempranas o administrar fármacos de manera ultraespecífica dentro del cuerpo.

La tecnología digital es otro pilar fundamental de la medicina del siglo XXI. La inteligencia artificial y el *big data* se están aplicando al análisis de millones de datos clínicos, imágenes médicas y registros genéticos, lo que permite diagnósticos más rápidos y precisos, así como la predicción de epidemias y la identificación de patrones de salud a nivel poblacional. Asimismo, la telemedicina y el uso de dispositivos portátiles (*wearables*) han transformado la relación médico-paciente, permitiendo un monitoreo constante de parámetros vitales y el acceso a atención médica en tiempo real, sin necesidad de desplazamiento.

Otro aspecto crucial es la inmunoterapia, especialmente en oncología, que aprovecha las defensas del propio organismo para combatir tumores con una eficacia que en muchos casos supera a la quimioterapia tradicional. A ello se suma el desarrollo de vacunas de nueva generación, como las basadas en ARN mensajero, cuyo éxito se demostró en la pandemia del COVID-19 y que ahora se exploran para otras enfermedades infecciosas e incluso para el cáncer.

No obstante, la medicina del futuro también enfrenta importantes retos éticos y sociales. El acceso desigual a estas tecnologías, los dilemas sobre la manipulación genética, la privacidad de los datos médicos y la posibilidad de que la inteligencia artificial supere el juicio humano, en ciertas decisiones, plantean debates de gran trascendencia.

La bioética y la regulación internacional serán esenciales para garantizar que los beneficios de estos avances se distribuyan de manera justa y respeten la dignidad humana.

Cómo me aventuré en la medicina

A los seis años empecé a ver *CSI: Las Vegas*. Me fascinaba, aunque raro para mi edad, pero siempre he sido muy curiosa y me encanta entender el porqué de las cosas. Recuerdo insistirle a mi padre para que me comprara toda la colección del cuerpo humano; me pasaba horas leyendo y viendo videos en el DVD. Desde muy pequeña supe que amaba la medicina.

A los siete años, un tío mío, que para mí era todo: amigo, padre, confidente… falleció. No entendía su muerte; parecía estar bien. Ese momento despertó otro «porqué» en mí: quería entender cómo funcionaba el cuerpo humano y por qué dejaba de funcionar y, sobre todo, qué podía hacer yo. Fue ahí cuando nació mi vocación por la medicina forense.

Hoy, veinte años después, sigo con la misma pasión y el mismo amor por la medicina. Mi sueño es transmitir esa emoción y curiosidad a todos mis lectores, para que sientan que la ciencia y el conocimiento pueden cambiar vidas, como lo hicieron con la mía.

¿Por qué elegiste tú medicina?

Cómo estudiar anatomía
sin morir en el intento

Sé que la anatomía puede asustar. Son muchos nombres, ilustraciones, conexiones y funciones que parecen imposibles de abarcar. Pero créeme: nadie nace sabiendo esto, y todo se aprende paso a paso. No se trata de memorizar, sino de entender y hacer tuyo el cuerpo humano.

Por eso he organizado este libro del cuerpo humano de dentro hacia fuera y de arriba abajo. En este orden es muy didáctico porque va guiando al lector como si recorriera el cuerpo paso a paso.

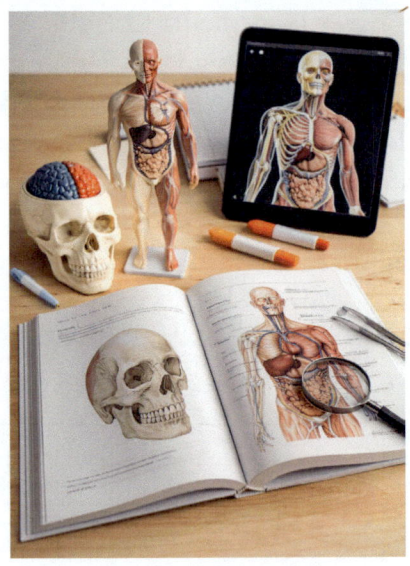

Sistema nervioso

Dato curioso 💡

El cerebro humano puede generar suficiente electricidad como para encender una bombilla pequeña. Este órgano, que representa aproximadamente el dos por ciento del peso corporal, consume alrededor del veinte por ciento de la energía del cuerpo en reposo. Además, la información viaja por él a una velocidad impresionante de hasta 431 km/h.

Dato curioso 💡

El cerebro tiene más de ochenta y seis mil millones de neuronas, cada una conectada con miles de otras. ¡Es más complejo que cualquier red de internet!

El sistema nervioso es el conjunto de órganos y células especializadas que coordinan y controlan todas las funciones del cuerpo.

Su misión principal es recibir información del entorno y del interior del organismo, procesarla y responder adecuadamente para mantener la homeostasis (equilibrio corporal).

Funciones principales

1. Función sensitiva: Detecta cambios internos o externos mediante los receptores sensoriales (vista, oído, tacto, etc.).
2. Función integradora: El cerebro y la médula espinal procesan la información recibida y deciden qué hacer.
3. Función motora: Envía órdenes a los músculos o glándulas para ejecutar una respuesta (movimiento, secreción, etc.).

El sistema nervioso se divide anatómica y funcionalmente:

I. DIVISIÓN ANATÓMICA

A. Sistema nervioso central (SNC), formado por:

- Encéfalo

  ○ Cerebro: Controla la memoria, el pensamiento, las emociones, el lenguaje y los movimientos voluntarios.
  ○ Cerebelo: Coordina los movimientos y el equilibrio.
  ○ Tronco encefálico: Controla las funciones vitales, como la respiración, el ritmo cardíaco y la presión arterial.

- Médula espinal

  ○ Transmite los impulsos entre el cerebro y el resto del cuerpo.
  ○ Controla los reflejos.

B. Sistema nervioso periférico (SNP), formado por:

- Nervios craneales (doce pares), que salen del encéfalo.
- Nervios espinales (treinta y un pares), que salen de la médula espinal.
- Ganglios: Agrupaciones de cuerpos neuronales fuera del SNC. Su función es conectar el SNC con el resto del cuerpo.

2. DIVISIÓN FUNCIONAL

A. Sistema nervioso somático (SNS)

- Controla las acciones voluntarias (movimientos de músculos esqueléticos).
- Lleva información sensitiva al cerebro, por ejemplo, el dolor o la temperatura.

B. Sistema nervioso autónomo (SNA)

- Controla las funciones involuntarias: la respiración, la digestión, la frecuencia cardíaca, etc.
- Se subdivide en:

  ○ Simpático: Activa el cuerpo ante el peligro o el estrés («lucha o huida»).

    ▪ Aumenta la frecuencia cardíaca, dilata las pupilas, frena la digestión.

○ Parasimpático: Restaura el equilibrio («descanso y digestión»).

  ▪ Disminuye el ritmo cardíaco, estimula la digestión, contrae las pupilas.

C. Sistema nervioso entérico

• Se encuentra en el tracto digestivo y controla de forma autónoma los movimientos intestinales.
• A veces se le llama el «segundo cerebro» por su gran número de neuronas.

Componentes básicos

1. NEURONAS. SON LAS CÉLULAS PRINCIPALES DEL SISTEMA NERVIOSO.

• Transmiten impulsos eléctricos llamados potenciales de acción.
• Partes de la neurona:

  ○ Cuerpo celular (soma): contiene el núcleo.
  ○ Dendritas: reciben señales.
  ○ Axón: envía el impulso a otras neuronas o músculos.
  ○ Terminales sinápticos: liberan neurotransmisores (sustancias químicas de comunicación).

2. CÉLULAS GLIALES (NEUROGLIA). No transmiten impulsos, pero protegen, nutren y aíslan a las neuronas.

Tipos principales:

- Astrocitos: Nutren y dan soporte a las neuronas.
- Oligodendrocitos (en SNC) y células de Schwann (en SNP): Forman la mielina (capa aislante que acelera los impulsos nerviosos).
- Microglía: Eliminan desechos y microorganismos.
- Células ependimarias: Producen y circulan el líquido cefalorraquídeo (LCR).

3. LÍQUIDO CEFALORRAQUÍDEO (LCR)

- Sustancia transparente que protege el cerebro y la médula espinal contra golpes y cambios de presión.
- Circula por los ventrículos cerebrales y el espacio subaracnoideo.
- También transporta nutrientes y elimina desechos.

4. MENINGES. Son las membranas que envuelven el encéfalo y la médula espinal:

- Duramadre: Capa externa, gruesa y resistente.
- Aracnoides: Capa media, con el espacio subaracnoideo lleno de LCR.
- Piamadre: Capa interna, adherida directamente al tejido nervioso.

Transmisión nerviosa (SINAPSIS)

1. El impulso eléctrico viaja por el axón de una neurona.
2. En la terminal, se liberan neurotransmisores (como dopamina, serotonina, acetilcolina).
3. Los neurotransmisores cruzan el espacio sináptico y activan la neurona siguiente o el órgano efector.

Reflejos

Son respuestas automáticas e involuntarias ante estímulos. Ejemplo: retirar la mano al tocar algo caliente.

El impulso viaja solo hasta la médula espinal, sin pasar por el cerebro.

Enfermedades del sistema nervioso central (cerebro y médula espinal)

1. Accidente cerebrovascular (ACV o ictus)

- Ocurre por una interrupción del flujo sanguíneo al cerebro.
- Síntomas: Pérdida de fuerza o sensibilidad, dificultad para hablar, parálisis facial, mareos.

2. Epilepsia

- Trastorno con crisis convulsivas repetidas por actividad eléctrica anormal.
- Síntomas: Convulsiones, pérdida de conciencia, movimientos involuntarios.

3. Enfermedad de Alzheimer

- Tipo de demencia degenerativa que causa pérdida progresiva de memoria y capacidades mentales.

4. Enfermedad de Parkinson

- Degeneración de neuronas productoras de dopamina.
- Síntomas: Temblores, rigidez, lentitud de movimientos.

5. Esclerosis múltiple (EM)

- Enfermedad autoinmune que daña la mielina (cubierta de los nervios).
- Síntomas: Febilidad, visión borrosa, pérdida de coordinación.

6. Meningitis

- Inflamación de las meninges (membranas que rodean el cerebro y médula espinal).
- Causas: Infecciones bacterianas o virales.
- Síntomas: Fiebre, rigidez de cuello, dolor de cabeza.

7. Encefalitis

- Inflamación del tejido cerebral, normalmente viral.
- Síntomas: Fiebre, confusión, convulsiones.

8. Tumores cerebrales

- Pueden ser benignos o malignos.
- Síntomas: Dolor de cabeza persistente, cambios de personalidad, convulsiones.

Enfermedades del sistema nervioso periférico

1. Neuropatía periférica

- Daño en los nervios fuera del cerebro y de la médula.
- Causas: Diabetes, alcohol, deficiencias vitamínicas.
- Síntomas: Hormigueo, debilidad, dolor.

1. Síndrome del túnel carpiano

- Compresión del nervio mediano en la muñeca.
- Síntomas: Adormecimiento, dolor, pérdida de la fuerza en la mano.

2. Parálisis de Bell

- Parálisis facial súbita por afectación del nervio facial.
- Causa probable: Infección viral.

Trastornos neuromusculares

1. Esclerosis lateral amiotrófica (ELA)

- Degeneración progresiva de las neuronas motoras.
- Síntomas: Debilidad muscular, dificultad para hablar o respirar.

2. Miastenia gravis

- Enfermedad autoinmune que afecta a la comunicación entre nervios y músculos.
- Síntomas: Fatiga muscular, dificultad para mover los ojos o tragar.

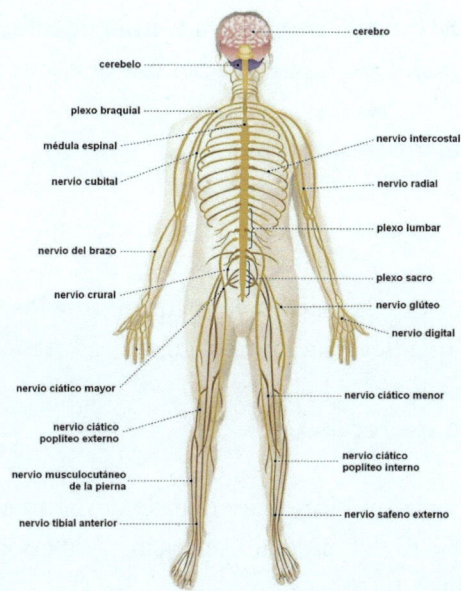

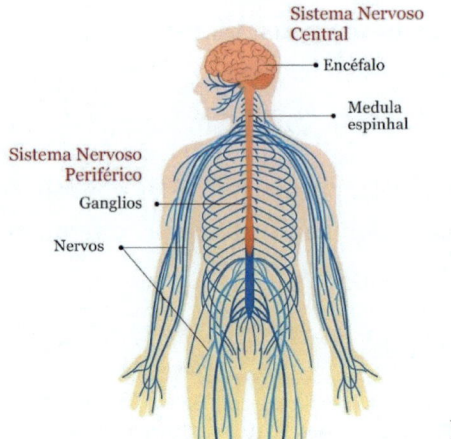

I

Minipausa motivacional ✦

«El sistema nervioso nos recuerda que todo en el cuerpo está conectado. Igual que tus estudios: cada hora de esfuerzo se conecta con tu meta final. Paso a paso, cada cosa que aprendes suma».

Truco para memorizar

- Divide en tres bloques: cerebro-médula-nervios periféricos.
- Imagina que la médula es la autopista y los nervios los caminos que llevan la información a cada rincón del cuerpo.

Pregunta de repaso ✓

- ¿Cuál es la función principal de la médula espinal?
- ¿Qué parte del encéfalo se encarga de coordinar los movimientos finos?

Sistema circulatorio

Dato curioso 💡

Durante toda la vida, el corazón humano late unos tres mil millones de veces. Este órgano bombea sangre a través de una red de vasos sanguíneos que, si se extendiera, medirían entre nueve mil y diecinueve mil kilómetros, suficiente para dar dos vueltas a la Tierra.

Dato curioso 💡

El corazón late aproximadamente cien mil veces al día.

El sistema circulatorio (o sistema cardiovascular) es el conjunto de órganos encargados de transportar la sangre, el oxígeno y los nutrientes a todas las células del cuerpo, y de retirar los desechos, como el dióxido de carbono (CO_2) y otras sustancias.

También participa en:

- La regulación de la temperatura corporal.
- El transporte de hormonas.
- La defensa del organismo mediante glóbulos blancos.

Partes del sistema circulatorio

Está formado por tres componentes principales:

- Corazón.
- Vasos sanguíneos (arterias, venas y capilares).
- Sangre.

I. EL CORAZÓN. Es un órgano muscular hueco del tamaño aproximado de un puño, situado en el centro del tórax, entre los pulmones.

Estructura del corazón

- Paredes:

  ○ Endocardio: Capa interna lisa.
  ○ Miocardio: Capa media, muscular (la que se contrae).
  ○ Pericardio: Membrana doble que envuelve y protege al corazón.

- Cavidades (4):

  ○ Aurícula derecha: Recibe sangre pobre en oxígeno (venosa).
  ○ Ventrículo derecho: Bombea la sangre hacia los pulmones (arteria pulmonar).
  ○ Aurícula izquierda: Recibe la sangre oxigenada que viene de los pulmones.

- Ventrículo izquierdo: Bombea la sangre oxigenada hacia todo el cuerpo (aorta).

El ventrículo izquierdo tiene la pared más gruesa, ya que necesita más fuerza para enviar la sangre por todo el cuerpo.

- Válvulas cardíacas: Evitan el retroceso de la sangre:

  - Tricúspide está entre la aurícula y el ventrículo derechos.
  - Pulmonar está entre el ventrículo derecho y la arteria pulmonar.
  - Mitral o bicúspide está entre la aurícula y el ventrículo izquierdo.
  - Aórtica está entre el ventrículo izquierdo y la aorta.

Ciclo cardíaco

El ciclo cardíaco es la secuencia de la contracción y la relajación del corazón:

- Sístole: contracción → expulsa la sangre.
- Diástole: relajación → las cavidades se llenan de sangre. Duración promedio: aproximadamente cero con ocho segundos por latido.

Frecuencia normal: de sesenta a cien latidos por minuto (en reposo).

2. LOS VASOS SANGUÍNEOS. Son los conductos por donde circula la sangre.

Existen tres tipos principales:

- Arterias: Llevan la sangre desde el corazón a los tejidos.

  ○ Características: Paredes gruesas y elásticas. La principal es la aorta.

- Venas: Llevan la sangre de regreso al corazón.

  ○ Características: Paredes más delgadas y válvulas que evitan el retroceso. La principal es la vena cava.

- Capilares: Conectan arterias y venas.

  ○ Características: Muy finos, permiten el intercambio de gases, nutrientes y desechos entre la sangre y las células.

Circulaciones de la sangre

La sangre circula en dos circuitos principales que funcionan de manera continua:

A. Circulación menor o pulmonar

- Comienza en el ventrículo derecho → arteria pulmonar → pulmones (donde se oxigena) → vuelve por las venas pulmonares → aurícula izquierda.
- Función: intercambiar CO_2 por O_2.

B. Circulación mayor o sistémica

- Comienza en el ventrículo izquierdo → aorta → arterias → capilares de todo el cuerpo → venas cavas → aurícula derecha.
- Función: llevar el oxígeno y los nutrientes a las células.

3. LA SANGRE. Es el fluido vital que transporta nutrientes, gases y desechos. Representa entre el siete y el ocho por ciento del peso corporal (unos cinco litros en adultos).

Componentes

Componente	Porcentaje	Función
Plasma	55 %	Líquido amarillo que transporta agua, sales y proteínas (como albumina, fibrinógeno y globulinas)
Células sanguíneas	45 %	
Glóbulos rojos (eritrocitos)	44-45 %	Contienen hemoglobina, transportan oxígeno y dióxido de carbono
Glóbulos blancos (leucocitos)	<1 %	Defienden al cuerpo de infecciones
Plaquetas (trombocitos)	<1 %	Participan en la coagulación sanguínea

*Los glóbulos blancos y las plaquetas juntos forman menos del 1% del volumen total de la sangre, lo que se llama capa leuco-plaquetaria.

Intercambio de gases

En los pulmones, la sangre libera CO_2 y capta O_2.

En los tejidos, la sangre entrega O_2 y nutrientes a las células y recoge CO_2 y desechos metabólicos.

Enfermedades del sistema circulatorio

1. Hipertensión arterial

- Qué es: Aumento crónico de la presión de la sangre en las arterias.
- Causa: Estrés, obesidad, exceso de sal, sedentarismo o predisposición genética.
- Consecuencias: Daño en el corazón, en los riñones, en el cerebro y en las retinas.
- Síntomas: Generalmente no da síntomas al inicio; puede causar dolor de cabeza, mareos o visión borrosa.

2. Arteriosclerosis/aterosclerosis

- Qué es: Endurecimiento y acumulación de grasa (placas) en las arterias.
- Causa: Colesterol alto, tabaquismo, hipertensión, mala alimentación.
- Consecuencias: Disminuye el flujo sanguíneo y puede causar infartos o accidentes cerebrovasculares.

3. Infarto de miocardio (ataque al corazón)

- Qué es: Interrupción del flujo de sangre al corazón por obstrucción de una arteria coronaria.
- Causa: Aterosclerosis o coágulos.
- Síntomas: Dolor fuerte en el pecho (puede irradiarse al brazo o mandíbula), dificultad para respirar, sudor frío, náuseas.

4. Accidente cerebrovascular (ACV o ictus)

- Qué es: Interrupción del flujo sanguíneo al cerebro (isquémico) o ruptura de un vaso cerebral (hemorrágico).
- Síntomas: Pérdida súbita de fuerza, dificultad para hablar, desviación de la boca, pérdida de visión o coordinación.
- Consecuencia: Daño cerebral, discapacidad o muerte.

5. Insuficiencia cardíaca

- Qué es: El corazón no puede bombear la sangre suficiente para cubrir las necesidades del cuerpo.
- Causa: Enfermedad coronaria, hipertensión, infartos previos o valvulopatías.
- Síntomas: Cansancio, dificultad para respirar, hinchazón en piernas o abdomen.

6. Tromboembolismo

- Qué es: Formación de coágulos (trombos) en las venas que pueden desplazarse (embolias) hacia pulmones, corazón o cerebro.
- Ejemplo: Trombosis venosa profunda, embolia pulmonar.
- Síntomas: Dolor, hinchazón, calor local, dificultad respiratoria si llega al pulmón.

7. Varices e insuficiencia venosa

- Qué es: Dilatación de las venas por mal funcionamiento de las válvulas venosas.
- Síntomas: Hinchazón, pesadez, calambres y aparición de venas visibles en piernas.
- Factores: Sedentarismo, embarazo, estar mucho tiempo de pie o predisposición genética.

8. Arritmias cardíacas

- Qué es: Alteraciones en el ritmo del corazón (muy rápido, muy lento o irregular).
- Causas: Estrés, enfermedades cardíacas, alteraciones electrolíticas o consumo de estimulantes.
- Síntomas: Palpitaciones, mareo, fatiga, desmayo.

Anatomía del corazón

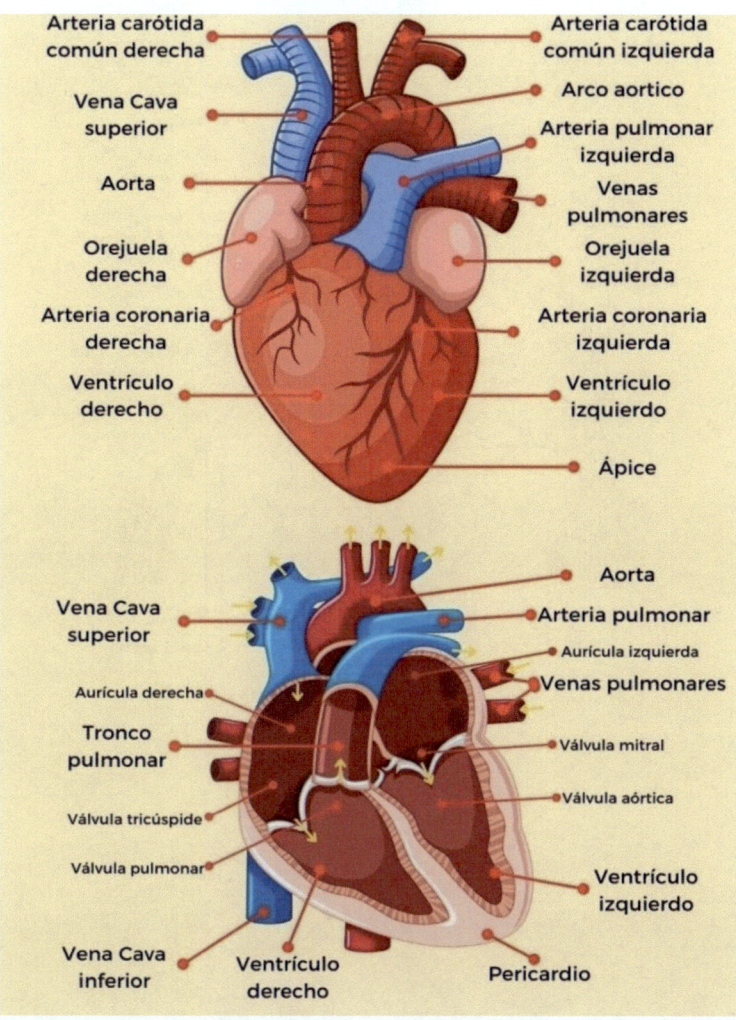

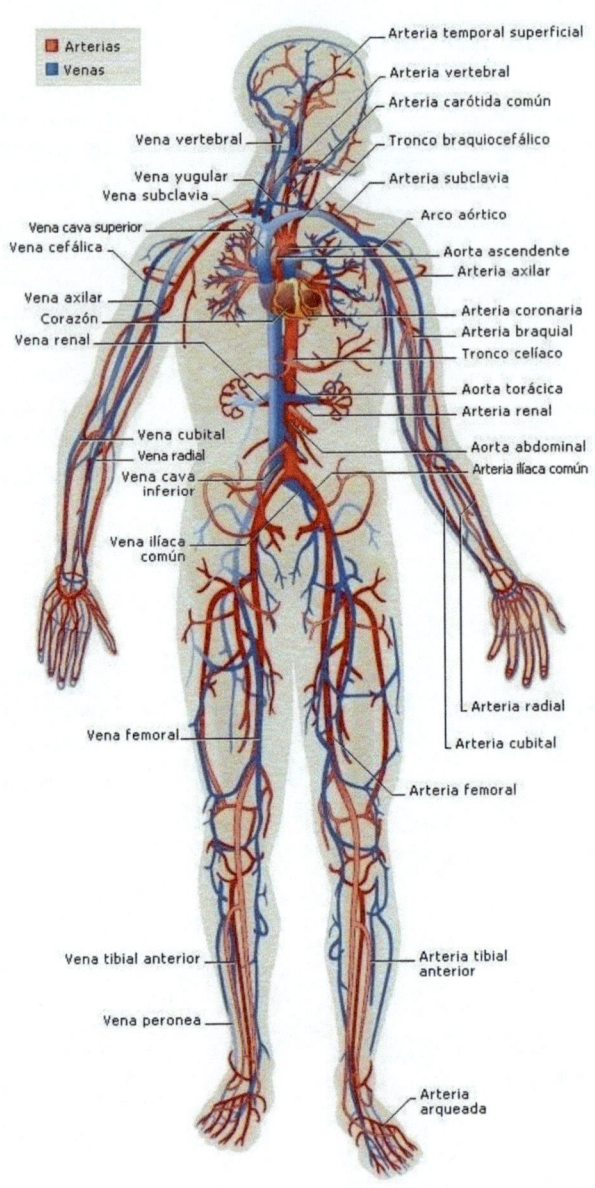

Arterias
Venas

Arteria temporal superficial
Arteria vertebral
Arteria carótida común
Tronco braquiocefálico
Arteria subclavia
Arco aórtico
Aorta ascendente
Arteria axilar
Arteria coronaria
Arteria braquial
Tronco celíaco
Aorta torácica
Arteria renal
Aorta abdominal
Arteria ilíaca común
Arteria radial
Arteria cubital
Arteria femoral
Arteria tibial anterior
Arteria arqueada

Vena vertebral
Vena yugular
Vena subclavia
Vena cava superior
Vena cefálica
Vena axilar
Corazón
Vena renal
Vena cubital
Vena radial
Vena cava inferior
Vena ilíaca común
Vena femoral
Vena tibial anterior
Vena peronea

Minipausa motivacional ✦

«Cada latido del corazón nos recuerda que, al igual que este órgano, tu esfuerzo constante mantiene vivo tu sueño».

Truco de memorización

- Arterias → salen del corazón.
- Venas → vuelven al corazón.

Preguntas de repaso ✓

- ¿Qué vasos llevan sangre rica en oxígeno?
- ¿Cuál es la función principal del corazón?

Sistema respiratorio

Dato curioso 💡

Si extendiéramos todos los alveolos de un pulmón, cubrirían, aproximadamente, una cancha de tenis.

El sistema respiratorio es el conjunto de órganos encargados de intercambiar gases entre el cuerpo y el medio ambiente:

- Introduce oxígeno (O_2) necesario para las células.
- Elimina dióxido de carbono (CO_2) producido por el metabolismo.

Este proceso se llama respiración y es vital para la producción de energía en las células (respiración celular).

Funciones principales:

1. Intercambio gaseoso: Entrada de oxígeno y salida de dióxido de carbono.
2. Filtración y humidificación del aire.
3. Regulación del pH sanguíneo (eliminando el CO_2).
4. Fonación: Producción de la voz (laringe).
5. Olfato: Detección de olores (fosas nasales).

Partes del sistema respiratorio

El sistema respiratorio se divide en vías respiratorias superiores e inferiores.

I. Vías respiratorias superiores

A. Nariz y fosas nasales

- Primer órgano del sistema respiratorio.
- Filtra el aire gracias a los pelos y a las mucosas.
- Calienta y humedece el aire.
- Contiene los receptores olfativos.

B. Faringe

- Conducto común al aparato respiratorio y digestivo.
- Conduce el aire hacia la laringe y los alimentos hacia el esófago.

C. Laringe

- Conecta la faringe con la tráquea.
- Contiene las cuerdas vocales, responsables de la voz.
- La epiglotis evita que los alimentos entren en las vías respiratorias durante la deglución.

2. Vías respiratorias inferiores

A. Tráquea

- Tubo de unos doce cm que une la laringe con los bronquios.
- Tiene anillos de cartílago en forma de «C» que la mantienen abierta.
- Su mucosa tiene cilios que atrapan el polvo y lo expulsan.

B. Bronquios y bronquiolos

- La tráquea se divide en dos bronquios principales (derecho e izquierdo), uno para cada pulmón.
- Dentro de los pulmones se ramifican en bronquios más pequeños → bronquiolos.
- Los bronquiolos terminan en los alvéolos pulmonares.

C. Pulmones

- Órganos principales del sistema respiratorio.
- Se encuentran en la cavidad torácica, protegidos por las costillas.
- El pulmón derecho tiene tres lóbulos, el izquierdo tiene dos lóbulos (porque deja espacio al corazón).
- Están recubiertos por una membrana doble llamada pleura (pleura visceral y pleura parietal).

  - ° Entre ambas hay líquido pleural, que reduce la fricción al respirar.

D. Alvéolos

- Pequeñas bolsas de aire (más de trescientos millones en total).
- Rodeados de capilares sanguíneos.
- Aquí ocurre el intercambio gaseoso:

  - El O_2 pasa de los alvéolos a la sangre.
  - El CO_2 pasa de la sangre a los alvéolos para ser expulsado.

Mecánica de la respiración

Fase	Descripción	Estructuras implicadas
Inspiración (inhalación)	Entrada de aire a los pulmones	El diafragma y los músculos intercostales se contraen, aumentando el volumen torácico.
Espiración (exhalación)	Salida de aire	El diafragma y los músculos se relajan, disminuye el volumen torácico y el aire sale.

*En reposo respiramos de doce a veinte veces por minuto.

Intercambio gaseoso (difusión)

Ocurre en los alvéolos pulmonares:

- El oxígeno (O_2) pasa al capilar y se une a la hemoglobina de los glóbulos rojos.
- El dióxido de carbono (CO_2) sale del capilar hacia el alvéolo para ser expulsado.

Este intercambio ocurre por difusión simple, gracias a la diferencia de concentración de gases.

Control de la respiración

El centro respiratorio se encuentra en el bulbo raquídeo y la protuberancia (tronco encefálico).

- Detecta los niveles de CO_2 y O_2 en la sangre.
- Ajusta el ritmo respiratorio automáticamente.

La respiración también puede controlarse voluntariamente (por la corteza cerebral).

Enfermedades del sistema respiratorio

1. Resfriado común

- Qué es: Infección leve de las vías respiratorias superiores causada por virus (como el rinovirus).
- Síntomas: Congestión nasal, estornudos, tos, dolor de garganta, fiebre leve.
- Duración: De cinco a diez días.
- Prevención: Lavado de manos, evitar cambios bruscos de temperatura y contacto con personas enfermas.

2. Gripe (influenza)

- Qué es: Infección viral más fuerte que el resfriado, causada por el virus de la influenza.
- Síntomas: Fiebre alta, dolor muscular, tos seca, cansancio extremo, dolor de cabeza.
- Prevención: Vacunación anual, buena higiene y descanso.

3. Asma

- Qué es: Enfermedad crónica en la que las vías respiratorias se inflaman y se estrechan, dificultando la respiración.
- Síntomas: Dificultad para respirar, silbidos (sibilancias), tos, opresión en el pecho.
- Causas: Alergias, ejercicio, frío, contaminación, estrés.
- Tratamiento: Inhaladores broncodilatadores y corticoides.

4. Bronquitis

- Qué es: Inflamación de los bronquios (tubos que llevan el aire a los pulmones).
- Tipos:

  ○ Aguda: Por virus o bacterias, suele durar unos días.
  ○ Crónica: Asociada al tabaquismo o contaminación, puede durar meses o años.

- Síntomas: Tos con flema, fiebre leve, dificultad respiratoria.

5. Neumonía

- Qué es: Infección de los pulmones causada por bacterias, virus u hongos.
- Síntomas: Fiebre alta, tos con flema o pus, dolor torácico, dificultad para respirar, cansancio.
- Prevención: Vacuna antineumocócica e higiene adecuada.

6. Enfermedad pulmonar obstructiva crónica (EPOC)

- Qué es: Enfermedad progresiva que dificulta la salida del aire de los pulmones.
- Causas: Principalmente fumar o exposición prolongada a contaminantes.
- Síntomas: Tos crónica, flemas, sensación de falta de aire (disnea).
- Incluye: Bronquitis crónica y enfisema pulmonar.

7. Sinusitis

- Qué es: Inflamación de los senos paranasales (cavidades alrededor de la nariz).
- Síntomas: Dolor facial, congestión, secreción nasal espesa, pérdida del olfato.
- Causas: Virus, bacterias o alergias.

8. Faringitis/Amigdalitis

- Qué es: Inflamación de la garganta o de las amígdalas por infecciones virales o bacterianas.
- Síntomas: Dolor al tragar, fiebre, enrojecimiento, ganglios inflamados.
- Tratamiento: Analgésicos o antibióticos (si es bacteriana).

9. Tuberculosis

- Qué es: Infección bacteriana grave causada por *Mycobacterium tuberculosis*.
- Síntomas: Tos persistente (a veces con sangre), fiebre, pérdida de peso, sudores nocturnos.
- Transmisión: A través del aire por gotas de saliva.
- Tratamiento: Antibióticos específicos durante varios meses.

10. Cáncer de pulmón

- **Qué es:** Crecimiento descontrolado de células malignas en el tejido pulmonar.
- **Causas principales:** Tabaquismo, exposición a sustancias tóxicas.
- **Síntomas:** Tos persistente, dolor torácico, pérdida de peso, dificultad respiratoria.
- **Prevención:** No fumar y evitar ambientes contaminados.

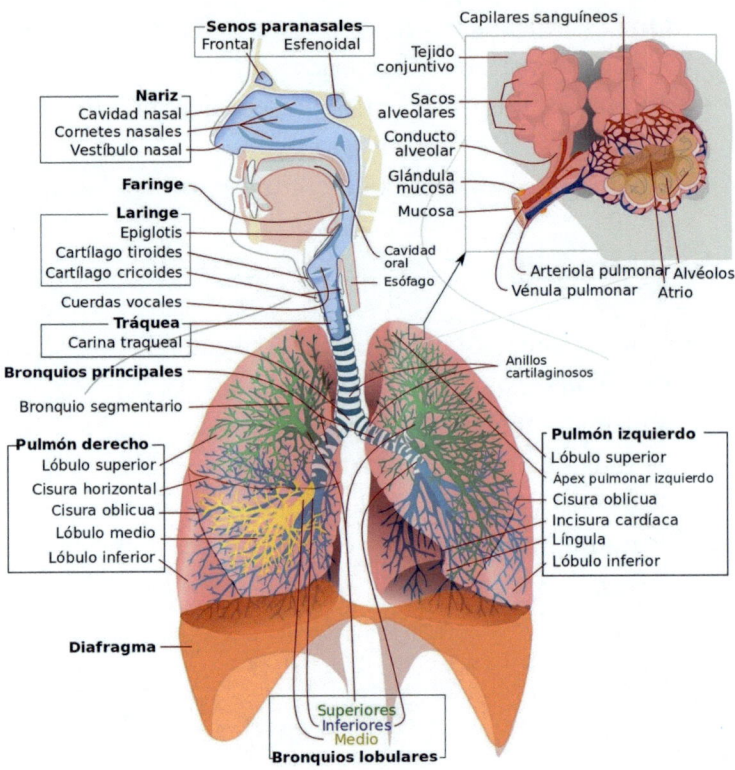

Minipausa motivacional ✦

«Cada respiración te recuerda que, aunque el camino sea largo, siempre hay aire para seguir».

Truco de memorización

- Recuerda la frase: «NPLT» → nariz, pulmones, laringe y tráquea para seguir el flujo del aire.

Preguntas de repaso ✓

- ¿Dónde ocurre el intercambio de gases?
- ¿Qué función tiene la tráquea?

Sistema digestivo

Dato curioso 💡

La lengua: un órgano único. Al igual que las huellas dactilares, la textura de la lengua es única en cada persona. Esta característica ha sido utilizada en algunos sistemas de identificación biométrica.

Dato curioso 💡

El hígado: un órgano joven. Independientemente de la edad de una persona, el hígado mantiene una edad promedio inferior a los tres años.

Esto se debe a su capacidad de regeneración constante, reemplazando sus células periódicamente.

El sistema digestivo es el conjunto de órganos encargados de transformar los alimentos en nutrientes que el cuerpo puede absorber y utilizar, y de eliminar los desechos que no sirven.

Su función principal es la digestión, la absorción de nutrientes y la expulsión de residuos.

Funciones principales

1. Ingestión: Introducir los alimentos en la boca.
2. Digestión: Descomponer los alimentos (mecánica y químicamente) en sustancias más simples.

3. Absorción: Pasar los nutrientes digeridos a la sangre y a la linfa.
4. Transporte: Mover los alimentos a lo largo del tubo digestivo mediante movimientos musculares (peristaltismo).
5. Excreción: Expulsar los restos no digeridos en forma de heces.

Órganos del sistema digestivo

Se divide en dos grandes grupos:

1. TUBO DIGESTIVO (TRACTO GASTROINTESTINAL). Es el camino que recorre el alimento desde que entra hasta que sale del cuerpo:

A. Boca

- Inicia la digestión mecánica (masticación) y química (enzimas salivales).
- La saliva, producida por las glándulas salivales, contiene amilasa, que descompone el almidón en azúcares simples.
- La lengua ayuda a formar el bolo alimenticio y a tragar.

B. Faringe

- Conducto que conecta la boca con el esófago.
- Participa en la deglución (paso del alimento hacia el esófago).

C. Esófago

- Tubo muscular que lleva el bolo alimenticio al estómago mediante movimientos peristálticos.
- Tiene un esfínter (válvula) que evita que el contenido del estómago regrese (reflujo).

D. Estómago

- Almacena y mezcla los alimentos con los jugos gástricos, formando una sustancia llamada quimo.
- Los jugos gástricos contienen ácido clorhídrico (HCl) y pepsina, que ayudan a digerir proteínas y a eliminar bacterias.
- Tiene una mucosa protectora para evitar daños por el ácido.

E. Intestino delgado

- Es el órgano donde ocurre la mayor parte de la digestión y de la absorción de los nutrientes.
- Mide entre seis y siete metros.
- Se divide en tres partes:

  - Duodeno: Recibe bilis (del hígado) y jugo pancreático (del páncreas).
  - Yeyuno: Absorbe la mayoría de los nutrientes.
  - Íleon: Absorbe vitaminas y sales biliares.

- Su pared tiene vellosidades intestinales que aumentan la superficie de absorción.

F. Intestino grueso

- Absorbe agua y sales minerales, formando las heces.
- Contiene la microbiota intestinal, que ayuda a fermentar restos de alimentos.
- Se divide en: ciego, colon (ascendente, transverso, descendente, sigmoideo) y recto.

G. Ano

- Es el orificio por donde se expulsan las heces del cuerpo (defecación).
- Controlado por esfínteres internos y externos.

ÓRGANOS ACCESORIOS. No forman parte directa del tubo, pero ayudan en la digestión:

H. Glándulas salivales

- Producen saliva, que inicia la digestión de los carbohidratos.

I. Hígado

- Produce bilis, que emulsiona (disuelve) las grasas para facilitar su digestión.
- Almacena glucógeno, vitaminas y minerales.
- Desintoxica sustancias y metaboliza nutrientes.

J. Vesícula biliar

- Almacena y libera la bilis hacia el duodeno cuando se digieren grasas.

K. Páncreas

- Secreta jugo pancreático, que contiene enzimas digestivas para proteínas, grasas y carbohidratos.
- También produce insulina y glucagón, hormonas que regulan el azúcar en sangre.

Etapas del proceso digestivo

1. Masticación: Trituración del alimento en la boca.
2. Deglución: Paso del bolo al esófago.
3. Digestión gástrica: Transformación del bolo en quimo.
4. Digestión intestinal: Descomposición final en el intestino delgado.
5. Absorción: Paso de nutrientes a la sangre.
6. Defecación: Eliminación de residuos sólidos.

Partes principales

- Boca y esófago: Inicio de la digestión.
- Estómago e intestinos: Descomponen y absorben nutrientes.
- Hígado y páncreas: Producen enzimas y bilis para facilitar la digestión.

Función clave

- Transformar los alimentos en energía y nutrientes para el cuerpo.

Nutriente	Lugar principal de digestión	Enzimas	Producto final
Carbohidratos	Boca y duodeno	Amilasa	Glucosa
Proteínas	Estómago e intestino	Pepsina, tripsina, lipasa, bilis	Aminoácidos
Grasas	Duodeno		Ácidos grasos y glicerol

Enfermedades del sistema digestivo

- Gastritis: Inflamación del estómago.
- Úlcera gástrica: Lesión en la mucosa estomacal.
- Colitis: Inflamación del colon.
- Hepatitis: Inflamación del hígado.
- Cálculos biliares: Piedras en la vesícula.
- Reflujo gastroesofágico: Regreso del ácido del estómago al esófago.
- Estreñimiento o diarrea: Alteraciones del tránsito intestinal.
- Síndrome del intestino irritable: Trastorno funcional con dolor abdominal y cambios en el ritmo intestinal.

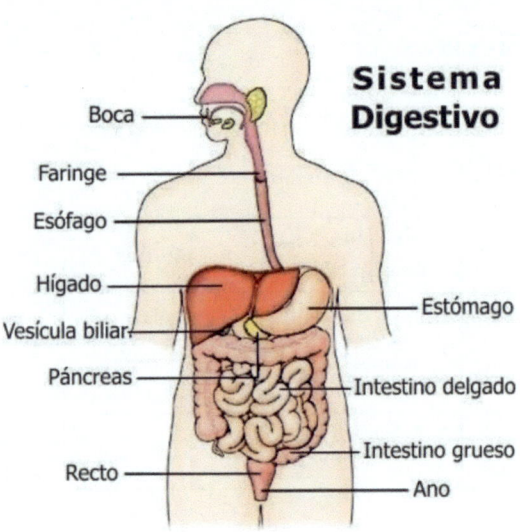

Minipausa motivacional ✦

«Así como la digestión transforma los alimentos en energía, tu constancia transforma el esfuerzo en conocimiento».

Truco de memorización

- Boca → esófago → estómago → intestinos → hígado/ páncreas → nutrientes absorbidos.

Preguntas de repaso ✓

- ¿Qué órgano produce bilis?
- ¿Dónde se absorben la mayoría de los nutrientes?

Sistema endocrino

Dato curioso 💡

La hipófisis, del tamaño de un guisante, es llamada la «glándula maestra» porque regula muchas otras glándulas.

El sistema endocrino es el conjunto de glándulas y órganos que producen y liberan hormonas directamente al torrente sanguíneo.

Estas hormonas son sustancias químicas que regulan el funcionamiento del cuerpo, controlando desde el crecimiento, el metabolismo, la reproducción y las emociones, hasta el equilibrio interno (homeostasis).

Funciones principales del sistema endocrino

1. Regular el metabolismo (uso de energía, glucosa, grasas y proteínas).
2. Controlar el crecimiento y el desarrollo.
3. Mantener el equilibrio interno (homeostasis): temperatura, agua, sales, pH, etc.
4. Regular la función sexual y la reproducción.
5. Influir en el estado de ánimo y las emociones.

Componentes principales del sistema endocrino

El sistema endocrino está formado por glándulas endocrinas, órganos con función hormonal y tejidos productores de hormonas.

1. Hipotálamo

- Ubicación: En el cerebro, justo encima de la hipófisis.
- Función: Coordina el sistema nervioso con el endocrino.
- Produce: Hormonas que controlan a la hipófisis (liberadoras e inhibidoras).
- Ejemplo:

    ○ TRH: Estimula la tiroides.
    ○ GnRH: Regula las hormonas sexuales.
    ○ ADH y oxitocina: Se producen aquí y se almacenan en la hipófisis posterior.

2. Hipófisis (o glándula pituitaria)

- Ubicación: Debajo del hipotálamo.
- Importancia: Es la glándula maestra del cuerpo; controla otras glándulas.
- Partes:

    ○ Adenohipófisis (anterior): Produce hormonas.
    ○ Neurohipófisis (posterior): Almacena hormonas del hipotálamo.

- Hormonas principales:

  ○ GH (hormona del crecimiento): Estimula el crecimiento corporal.
  ○ TSH: Estimula la tiroides.
  ○ ACTH: Activa las glándulas suprarrenales.
  ○ FSH y LH: Controlan los ovarios y los testículos.
  ○ Prolactina: Produce la leche materna.
  ○ ADH (antidiurética): Regula el agua y la orina.
  ○ Oxitocina: Estimula el parto y la lactancia.

3. Tiroides

- Ubicación: En el cuello, delante de la tráquea.
- Hormonas:

  ○ Tiroxina (T4) y triyodotironina (T3): Regulan el metabolismo, la temperatura corporal y el crecimiento.
  ○ Calcitonina: Reduce el calcio en la sangre.

- Trastornos comunes: Hipotiroidismo, hipertiroidismo, bocio.

4. Paratiroides

- Ubicación: Detrás de la tiroides (cuatro pequeñas glándulas).
- Hormona: Parathormona (PTH).
- Función: Regula los niveles de calcio y fósforo en sangre y huesos (actúa contrariamente a la calcitonina).

5. Glándulas suprarrenales

- Ubicación: Encima de cada riñón.
- Partes y funciones:

  ○ Corteza: Produce cortisol, aldosterona y andrógenos.

    - Cortisol: Regula el metabolismo y la respuesta al estrés.
    - Aldosterona: Controla el equilibrio de sodio y de potasio (presión arterial).

  ○ Médula: Produce adrenalina y noradrenalina, que preparan al cuerpo para la acción (respuesta de «lucha o huida»).

6. Páncreas endocrino

- Ubicación: Detrás del estómago.
- Islotes de Langerhans: Células que producen hormonas.
- Hormonas principales:

  ○ Insulina: Disminuye el azúcar en sangre (glucosa → energía o reserva).
  ○ Glucagón: Aumenta la glucosa en sangre (libera reservas).

- Trastorno más común: Diabetes mellitus.

7. Gónadas (glándulas sexuales)

- Ovarios (en mujeres):

  ○ Hormonas: Estrógenos y progesterona.
  ○ Funciones: Ciclo menstrual, desarrollo sexual, embarazo.

- Testículos (en hombres):

  ○ Hormona: Testosterona.
  ○ Funciones: Producción de espermatozoides, masa muscular, voz y vello corporal.

8. Glándula pineal

- Ubicación: En el cerebro (epitalámica).
- Hormona: Melatonina.
- Función: Regula los ritmos circadianos (sueño-vigilia) y el reloj biológico.

Otras estructuras con función endocrina

- Riñones: Producen eritropoyetina (estimula la producción de glóbulos rojos).
- Corazón: Libera péptido natriurético (regula presión arterial).
- Estómago e intestino: Secretan gastrina, secretina y cole-cistoquinina (control digestivo).
- Tejido adiposo: Produce leptina (regula el apetito).

Cómo funciona el sistema endocrino

El sistema endocrino funciona mediante retroalimentación. Por ejemplo:

- Si hay poca hormona tiroidea (T3 y T4), el hipotálamo libera TRH → la hipófisis libera TSH → la tiroides produce más hormonas.
- Cuando ya hay suficiente T3 y T4, el proceso se detiene (retroalimentación negativa).

Enfermedades del sistema endocrino

9. Diabetes mellitus

- Glándula afectada: Páncreas (células beta de los islotes de Langerhans).
- Causa: Deficiencia o mal funcionamiento de la insulina, que regula el azúcar en sangre.
- Tipos:

  - Tipo 1: El cuerpo no produce insulina (autoinmune).
  - Tipo 2: El cuerpo no usa bien la insulina (resistencia).

- Síntomas:

  - Sed excesiva (polidipsia).
  - Hambre constante (polifagia).
  - Orinar mucho (poliuria).
  - Pérdida de peso, cansancio, visión borrosa.

- Complicaciones: Problemas renales, cardiovasculares, ceguera, neuropatías.

10. Hipotiroidismo

- Glándula afectada: Tiroides.
- Causa: Producción insuficiente de hormonas tiroideas (T3 y T4).
- Síntomas:

  - Cansancio, aumento de peso, piel seca, caída del cabello, sensibilidad al frío, lentitud mental.

- Causas comunes: Enfermedad autoinmune (Hashimoto), déficit de yodo.
- Tratamiento: Sustitución hormonal con levotiroxina.

11. Hipertiroidismo

- Glándula afectada: Tiroides.
- Causa: Exceso de hormonas tiroideas.
- Síntomas:

  - Nerviosismo, pérdida de peso, sudoración, palpitaciones, temblores, insomnio, calor.

- Causa más frecuente: Enfermedad de Graves-Basedow (autoinmune).
- Tratamiento: Fármacos antitiroideos, yodo radiactivo o cirugía.

12. Síndrome de Cushing

- Glándula afectada: Glándulas suprarrenales (exceso de cortisol).
- Causa:

  ○ Tumor hipofisario (exceso de ACTH) o tratamiento prolongado con corticoides.

- Síntomas:

  ○ Cara redonda («cara de luna»), obesidad abdominal, estrías, hipertensión, debilidad muscular, cambios de humor.

13. Enfermedad de Addison

- Glándula afectada: Corteza suprarrenal.
- Causa: Producción insuficiente de cortisol y aldosterona.
- Síntomas:

  ○ Cansancio extremo, presión baja, pérdida de peso, manchas oscuras en la piel (hiperpigmentación), mareos.

- Tratamiento: Sustitución con corticoides.

14. Gigantismo y acromegalia

- Glándula afectada: Hipófisis (exceso de hormona del crecimiento-GH).
- Gigantismo: en niños (antes del cierre de los huesos largos).
- Acromegalia: en adultos.
- Síntomas:

  ○ Crecimiento excesivo de manos, pies, mandíbula, órganos internos, dolores articulares, visión borrosa.

- Causa: Tumor hipofisario.
- Tratamiento: Cirugía o inhibidores de GH.

15. Enanismo hipofisario

- Glándula afectada: Hipófisis.
- Causa: Deficiencia de GH (hormona del crecimiento) durante la infancia.
- Síntomas:

  ○ Crecimiento lento, baja estatura, desarrollo corporal y sexual retardado.

- Tratamiento: Administración de GH sintética.

16. Hipoparatiroidismo/hiperparatiroidismo

- Glándula afectada: Paratiroides.
- Hipoparatiroidismo: Falta de parathormona → calcio bajo.
- Síntomas: Calambres, espasmos, hormigueos.

  ◦ Hiperparatiroidismo: Exceso de parathormona → calcio alto.

- Síntomas: Dolor óseo, cálculos renales, debilidad muscular.

17. Diabetes insípida

- Glándula afectada: Hipotálamo o hipófisis posterior.
- Causa: Falta de ADH (hormona antidiurética) o resistencia a ella.
- Síntomas:

  ◦ Exceso de orina muy diluida, sed intensa, deshidratación.

- Tratamiento: Administración de hormona ADH sintética (desmopresina).

18. Hipogonadismo

- Glándulas afectadas: Ovarios o testículos.
- Causa: Falta de hormonas sexuales (estrógenos, progesterona o testosterona).

- Síntomas:

  ○ Infertilidad, disminución del deseo sexual, pérdida de masa muscular, osteoporosis.

- Tratamiento: Terapia hormonal sustitutiva.

19. Trastornos de la glándula pineal

- Glándula afectada: Pineal (melatonina).
- Causa: Alteración en la producción de melatonina.
- Síntomas: Trastornos del sueño, insomnio, cambios en el ritmo biológico.

20. Síndrome metabólico

- No es una sola enfermedad, sino un conjunto de alteraciones hormonales y metabólicas:

  ○ Resistencia a la insulina.
  ○ Obesidad abdominal.
  ○ Colesterol alto y presión arterial elevada.

- Riesgo: Desarrollar diabetes tipo 2 y enfermedades cardiovasculares.

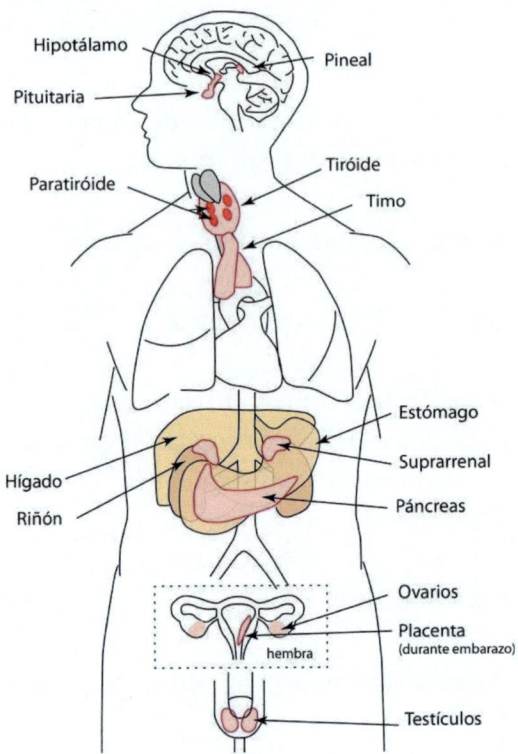

Minipausa motivacional ✦

«Así como las hormonas coordinan el cuerpo, tus pequeños hábitos coordinan tu progreso: todo suma, aunque no lo veas de inmediato».

Truco de memorización

- Hipófisis → tiroides → suprarrenales → páncreas → gónadas.
- Recuerda la frase: «Hipo Ti Su Pa Gó» para seguir el orden.

Preguntas de repaso ✓

- ¿Cuál es la función principal del sistema endocrino?
- ¿Por qué la hipófisis se llama glándula maestra?

La importancia de los hábitos
y la constancia

La motivación te pone en marcha, pero son los hábitos los que te mantienen en el camino. Y la constancia es la clave que diferencia al que sueña del que lo logra.

¿Cómo crear hábitos que funcionen?

- Encuentra tu espacio. Ese lugar donde tu mente sepa: aquí estudio.
- Marca horarios. No esperes a tener ganas. Estudia a la misma hora cada día, aunque sean solo treinta minutos.
- Fija metas pequeñas. No «todo el sistema circulatorio», sino «hoy aurículas y ventrículos».
- Premia el esfuerzo. Reconócete. Después de estudiar, regálate algo que disfrutes: un café, un paseo, unos minutos de música.
- Acepta los días malos. No pasa nada si un día no cumples. Lo importante es volver al hábito al día siguiente.

(NOTA) 💡

La constancia no es hacerlo perfecto: es no rendirse, aunque tropieces.

REGISTRO DE HÁBITOS

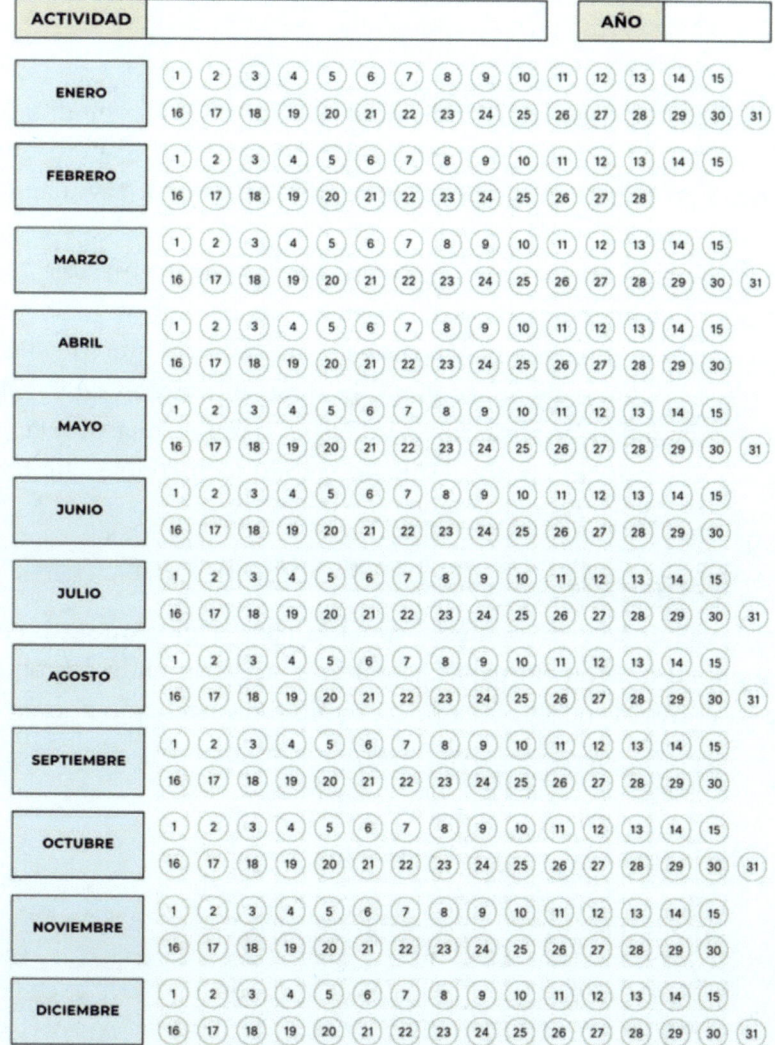

Mitad del camino

Bueno, ya vamos por la mitad del libro. Queda menos de lo que ya has avanzado, y eso es una buena señal. Espero que hasta aquí te esté gustando y, sobre todo, que te esté ayudando en tu carrera.

La primera vez que yo vi un atlas de anatomía casi me muero. Era enorme, lleno de páginas, nombres raros y dibujos que parecían infinitos. Nada que ver con los libros que solía leer antes. Pero, poco a poco, entendí que ese «monstruo de papel» no estaba ahí para asustarme, sino para abrirme una puerta: la de comprender el cuerpo humano y todo lo increíble que hay dentro de él.

RECUERDA
Si alguna vez te sientes abrumado, cada página que pasas es un paso más hacia tu meta. La anatomía no se aprende de golpe, se va construyendo poco a poco, como estás haciendo ahora.

Un paréntesis personal

A veces sentimos que no podemos más. Estamos todo el día de arriba abajo, sin parar ni un segundo: trabajo, casa, hijos, estudios... vivimos en piloto automático, tan concentrados en el hacer que nos olvidamos de lo más importante: el ser.

Eso fue justo lo que me paso a mí.

Mi vida nunca fue sencilla. Desde pequeña sabía lo que quería, pero todo lo que me rodeaba parecía alejarme: problemas familiares, responsabilidades que no me correspondían y una madre que nunca me lo puso fácil. Entre trabajos, familia, depresión y más cargas, empecé sin darme cuenta a alejarme de lo que soñaba, de lo que un día me prometí que haría y sería.

Caí en un círculo vicioso sin siquiera saberlo. Hasta que un día, de golpe, tomé conciencia y dije:

«Hasta aquí».

Volví a enfocarme en mí, a quitar de mi vida lo que no servía o no ayudaba. Aprendí que no podía ser la salvadora de todos, porque cada uno elige su propio camino. El mío estaba claro, y había dejado de caminarlo.

Me costó mucho empezar de nuevo, pero lo más importante es empezar y recordarlo cada día: hoy estas más cerca que ayer.

De repente, me vi con un libro escrito antes de acabar la carrera. Y sigo aquí, luchando y soñando, sostenida por lo único que me ha mantenido viva: mi pasión y mi amor por esta profesión.

Sistema urinario

Dato curioso 💡

Cada riñón contiene más de un millón de nefronas, unidades funcionales que filtran la sangre.

El sistema urinario (también llamado aparato excretor) es el conjunto de órganos encargados de producir, almacenar y eliminar la orina, con el objetivo principal de mantener el equilibrio químico y de agua del cuerpo.

Su función esencial es filtrar la sangre, eliminar desechos metabólicos y regular el volumen y la composición de los líquidos corporales.

Órganos principales

El sistema urinario está formado por:

1. Riñones (2)

- Son los órganos principales del sistema.
- Tienen forma de haba y están situados en la parte posterior del abdomen, a ambos lados de la columna vertebral, por debajo del diafragma.
- Su tamaño aproximado es de once a trece centímetros de largo.

- Cada riñón está formado por:

  ○ Corteza renal: Capa externa donde se encuentran los glomérulos.
  ○ Médula renal: Zona interna con las pirámides renales.
  ○ Pelvis renal: Cavidad que recoge la orina y la conduce al uréter.

- Funciones del riñón:

1. Filtración de la sangre → forma la orina.
2. Eliminación de desechos, como urea, ácido úrico y creatinina.
3. Regulación del equilibrio hídrico y electrolítico (agua, sodio, potasio, calcio, etc.).
4. Regulación del pH sanguíneo (mantenerlo cerca de siete con cuatro).
5. Producción de hormonas:

   ○ Eritropoyetina (EPO): Estimula la formación de glóbulos rojos.
   ○ Renina: Regula la presión arterial.
   ○ Calcitriol: Forma activa de la vitamina D, regula el calcio y el fósforo.

2. Uréteres (2)

- Son conductos musculares de unos veinticinco a treinta centímetros de largo.

- Transportan la orina desde cada riñón hasta la vejiga urinaria mediante movimientos peristálticos (contracciones musculares rítmicas).

3. Vejiga urinaria

- Es un órgano hueco, muscular y elástico que almacena la orina antes de su eliminación.
- En adultos puede contener entre cuatrocientos y seiscientos mililitros de orina.
- Cuando se llena, los receptores de presión envían señales al cerebro, generando la sensación de orinar.
- Su músculo principal es el detrusor.

4. Uretra

- Es el conducto final que expulsa la orina al exterior del cuerpo.
- En la mujer mide unos tres o cuatro centímetros (solo función urinaria).
- En el hombre mide unos dieciocho o veinte centímetros y también transporta el semen, por lo que tiene función urinaria y reproductora.

Formación de la orina

El proceso ocurre en los nefrones, las unidades funcionales del riñón (cada riñón tiene más de un millón).

Cada nefrón tiene dos partes: corpúsculo renal (glomérulo + cápsula de Bowman) y túbulos renales.

Etapas:

5. Filtración glomerular:

    ° En el glomérulo, la sangre se filtra y pasa el agua, las sales, la glucosa, la urea y otros compuestos hacia la cápsula de Bowman.
    ° Se forma el filtrado glomerular (unos ciento ochenta litros/día).

6. Reabsorción tubular:

    ° En los túbulos renales se reabsorben sustancias útiles (agua, glucosa, aminoácidos, iones) hacia la sangre.
    ° Solo una parte del agua se elimina.

7. Secreción tubular:

    ° Se añaden desechos y sustancias tóxicas desde la sangre al túbulo para ser eliminadas.

8. Excreción:

    ° El líquido final se convierte en orina, que pasa a la pelvis renal, al uréter, a la vejiga y a la uretra.

Regulación del sistema urinario

- Hormona antidiurética (ADH): Controla la reabsorción de agua en los riñones.
- Aldosterona: Regula el sodio y el potasio.
- Péptido natriurético auricular: Favorece la eliminación de sodio y agua.
- Renina: Controla la presión arterial a través del sistema renina-angiotensina-aldosterona.

Enfermedades del sistema urinario

Tipo	Enfermedad	Descripción
Infecciosa	Infección urinaria ITU	Infección por bacterias (generalmente *E. coli*) provoca ardor, fiebre, urgencia al orinar
Metabólica	Cálculos renales litiasis	Acumulación de sales minerales que forman piedras dolorosas
Inflamatoria	Nefritis glomerulonefritis	Inflamación de los riñones, puede alterar la filtración
Funcional	Insuficiencia renal	Pérdida parcial o total de la función renal, puede ser aguda o crónica
Estructural	Reflujo vesicoureteral	La orina retrocede desde la vejiga hacia los uréteres o los riñones
Otras	Cistitis, uretritis, prostatitis (en hombres)	Inflamación de partes específicas del sistema

Cuidados y prevención

1. Beber suficiente agua (un litro y medio o dos al día).
2. Evitar el exceso de sal y de proteínas.
3. No retener la orina por mucho tiempo.
4. Mantener una higiene íntima adecuada.
5. Evitar automedicación (algunos fármacos dañan el riñón).
6. Controlar la presión arterial y el azúcar, ya que la diabetes y la hipertensión son las principales causas de insuficiencia renal.

Curiosidades

- Los riñones filtran toda la sangre del cuerpo unas sesenta veces al día.
- Aunque producimos ciento ochenta litros de filtrado glomerular, solo un litro y medio se excreta como orina.
- El color de la orina indica el grado de hidratación: cuanto más clara, mejor hidratación.
- Si un riñón falla, el otro puede **asumir hasta el setenta y cinco por ciento del trabajo.**

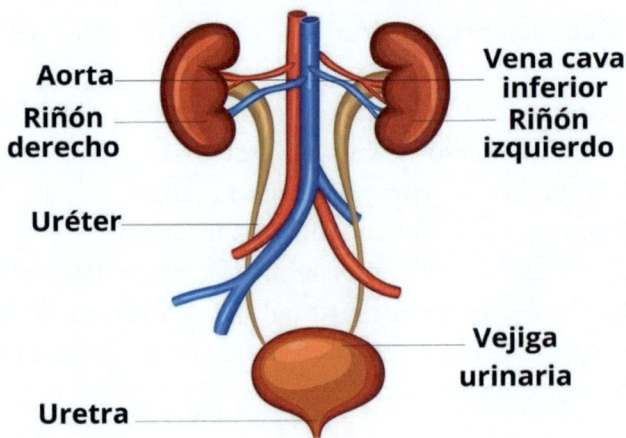

Minipausa motivacional ✦

«Al igual que el sistema urinario limpia el cuerpo, recuerda limpiar tu mente de dudas y de pensamientos negativos para avanzar en tus estudios».

Truco de memorización

- Recuerda la frase: «Riñón → uréter → vejiga → uretra» siguiendo el flujo de la orina.

Preguntas de repaso ✓

- ¿Qué órgano produce la orina?
- ¿Cuál es la función de los uréteres?

Sistema reproductor

Dato curioso 💡

En las mujeres, un óvulo tarda aproximadamente tres meses en madurar desde su formación inicial.

Función general del sistema reproductor

El sistema reproductor es el conjunto de órganos y estructuras encargados de:

- Producir las células sexuales (gametos): espermatozoides en el hombre y óvulos en la mujer.
- Permitir la fecundación y el desarrollo del nuevo ser.
- Producir las hormonas sexuales que regulan el desarrollo sexual, los caracteres secundarios (voz, vello, mamas, etc.) y el ciclo reproductivo.

1. Sistema reproductor masculino: funciones principales

- Producción de espermatozoides (en los testículos).
- Producción de hormonas sexuales masculinas, principalmente testosterona.
- Transporte y expulsión del semen durante la eyaculación.

Órganos del sistema masculino

Órganos externos

1. Pene:

- Órgano copulador que introduce el semen en el aparato reproductor femenino.
- Formado por tres cuerpos eréctiles (dos cuerpos cavernosos y un cuerpo esponjoso).
- La uretra atraviesa el pene y sirve para expulsar tanto la orina como el semen (no al mismo tiempo).

2. Escroto:

- Bolsa cutánea que contiene los testículos y regula su temperatura (dos o tres grados menor que la del cuerpo), necesaria para la espermatogénesis.

Órganos internos

1. Testículos (2):

- Glándulas ovaladas situadas en el escroto.
- Producen espermatozoides y testosterona.
- Contienen los túbulos seminíferos, donde se forman los espermatozoides.

2. Epidídimo:

- Conducto largo y enrollado sobre cada testículo.
- Aquí los espermatozoides maduran y se almacenan.

3. Conductos deferentes:

- Transportan los espermatozoides desde el epidídimo hasta la uretra durante la eyaculación.

4. Vesículas seminales:

- Glándulas que secretan un líquido rico en fructosa y otras sustancias que nutren y activan los espermatozoides.
- Aportan alrededor del sesenta por ciento del volumen del semen.

5. Próstata:

- Produce un líquido lechoso y alcalino que neutraliza la acidez vaginal y ayuda a la movilidad de los espermatozoides.

6. Glándulas bulbouretrales (de Cowper):

- Secretan un líquido lubricante que limpia la uretra antes de la eyaculación.

Gametos masculinos: espermatozoides

- Se forman en los túbulos seminíferos por espermatogénesis.
- Cada espermatogénesis dura unos setenta y cuatro días.
- Partes del espermatozoide:

  ○ Cabeza: Contiene el núcleo (ADN) y el acrosoma, que ayuda a penetrar el óvulo.
  ○ Cuello y pieza intermedia: Contiene mitocondrias (energía).
  ○ Cola o flagelo: Permite el movimiento.

Hormonas masculinas

- Testosterona: Producida por las células de Leydig en los testículos.

  ○ Estimula el desarrollo de los caracteres sexuales secundarios (vello, voz grave, masa muscular).
  ○ Regula la espermatogénesis.

- LH y FSH (hipofisarias):

  ○ LH: Estimula la producción de testosterona.
  ○ FSH: Estimula la formación de espermatozoides.

2. Sistema reproductor femenino: funciones principales

- Producción de óvulos (en los ovarios).
- Producción de hormonas sexuales femeninas: estrógenos y progesterona.
- Permitir la fecundación, la gestación y el parto.
- Nutrir al embrión y al feto durante el embarazo.

Órganos del sistema femenino

Órganos internos

7. Ovarios (2):

- Glándulas situadas a ambos lados del útero.
- Producen los óvulos mediante ovogénesis y las hormonas sexuales femeninas.
- Cada mes, uno de los ovarios libera un óvulo maduro (ovulación).

8. Trompas de Falopio (2):

- Conductos que conectan los ovarios con el útero.
- En su interior ocurre la fecundación (unión del óvulo y del espermatozoide).
- Tienen cilios que ayudan a transportar el óvulo o el cigoto hacia el útero.

9. Útero (matriz):

- Órgano muscular hueco donde se implanta el embrión y se desarrolla el feto.
- Su capa interna es el endometrio, que se engrosa cada mes y se desprende si no hay embarazo (menstruación).

10. Vagina:

- Conducto elástico que comunica el útero con el exterior.
- Sirve para la cópula sexual, la salida de la menstruación y el parto.

Órganos externos (vulva)

1. Monte de Venus: Almohadilla de grasa sobre el pubis.
2. Labios mayores y menores: Pliegues cutáneos que protegen la entrada vaginal.
3. Clítoris: Órgano eréctil muy sensible, equivalente al pene masculino.
4. Meato urinario y orificio vaginal: Aberturas para la orina y la reproducción.

Gametos femeninos: óvulos

- Se forman por ovogénesis en los ovarios.
- Cada mujer nace con alrededor de cuatrocientos mil ovocitos, aunque solo entre cuatrocientos y quinientos llegarán a madurar durante su vida fértil.

- El óvulo es una célula grande, inmóvil y con nutrientes para el embrión inicial.

Hormonas femeninas

- Estrógenos: Desarrollan los caracteres sexuales secundarios y estimulan el crecimiento del endometrio.
- Progesterona: Prepara el útero para la implantación y mantiene el embarazo.
- FSH y LH: Regulan la maduración de los folículos y la ovulación.

Enfermedades del sistema reproductor

Infecciona o bacteriana:

- Prostatitis: Inflamación de la próstata por infección bacteriana o causas no infeccionas, produce dolor, fiebre, dificultad al orinar.
- Uretritis: Inflamación de la uretra, normalmente causada por bacterias como *Neisseria gonorrhoecie*, provoca ardor y secreción.
- Epididimitis: Inflamación del epidídimo (donde maduran los espermatozoides) causa dolor e hinchazón testicular.
- Orquitis: Inflamación de los testículos, a menudo por el virus de las paperas. Puede afectar a la fertilidad.

Tumoral:

- Cáncer de testículo: Tumor maligno en los testículos, más común en varones jóvenes (entre quince y treinta y cinco años). Su pronóstico es bueno si se detecta a tiempo.
- Cáncer de próstata: Uno de los canceres más comunes en varones mayores de cincuenta años. Se detecta con tacto rectal y análisis de PSA.

Circulatoria/estructural:

- Varicocele: Dilatación de las venas del cordón espermático. Puede causar dolor e infertilidad.

Funcional/hormonal:

- Hipogonadismo: Disminución de la producción de testosterona. Causa fatiga, baja libido, infertilidad.

Transmisión sexual:

- Gonorrea, clamidia, sífilis, herpes, VPH, VIH: Infecciones transmitidas por contacto sexual. Pueden causar lesiones, secreción, infertilidad o afectación sistémica.

Otras:

- Disfunción eréctil: Incapacidad persistente para lograr o mantener una erección. Puede tener origen físico o psicológico.

- Infertilidad masculina: Disminución de la cantidad o de la calidad de espermatozoides. Puede deberse a infecciones, varicocele, tabaco, alcohol, estrés, etc.

Infecciosa/ETS:

- Vaginitis: Inflamación de la vagina, causada por hongos (*Candida*), bacterias (*Gardnerella*), o parásitos (*Trichomonas*). Provoca picor, flujo y mal olor.
- Cervicitis: Inflamación del cuello del útero (cérvix) por infecciones como clamidia o gonorrea. Puede causar sangrado o flujo anormal.
- Enfermedad pélvica inflamatoria (EPI): Infección que asciende al útero, a las trompas y a los ovarios. Causa dolor pélvico y puede producir infertilidad.
- Candidiasis vaginal: Infección por hongos *Candida albicans*. Produce picor, flujo espeso y ardor.

Tumoral:

- Cáncer de cuello uterino (cérvix): Producido casi siempre por el virus del papiloma humano (VPH). Se previene con citología y vacunación.
- Cáncer de mama: Tumor maligno en el tejido mamario. Es el cáncer más frecuente en mujeres. Detección precoz con mamografía.
- Cáncer de ovario o endometrio: Tumores en los ovarios o en el revestimiento del útero. Suelen detectarse en fases avanzadas.

Hormonal/funcional:

- Síndrome de ovario poliquístico (SOP): Trastorno hormonal con exceso de andrógenos, falta de ovulación, ciclos irregulares y quistes en los ovarios.
- Endometriosis: Crecimiento del tejido endometrial fuera del útero (ovarios, trompas, vejiga). Causa dolor menstrual intenso e infertilidad.
- Amenorrea: Ausencia de menstruación (puede ser primaria o secundaria). Causas hormonales, estrés, ejercicio o problemas ováricos.
- Dismenorrea: Dolor intenso durante la menstruación. Puede ser funcional o causada por endometriosis.
- Menopausia precoz: Cese de la función ovárica antes de los cuarenta años. Provoca síntomas por falta de estrógenos.

Estructural:

- Miomas uterinos (fibromas): Tumores benignos del músculo uterino. Pueden causar sangrados abundantes o infertilidad.

Transmisión sexual:

- VPH, herpes genital, clamidia, gonorrea, sífilis, VIH: Infecciones de transmisión sexual con posibles consecuencias graves si no se tratan.

Otras:

- Infertilidad femenina: Incapacidad para lograr un embarazo tras un año de relaciones sin protección. Causas hormonales, anatómicas o infecciosas.

Prevención general

Hábitos saludables y medidas preventivas:

1. Mantener una higiene íntima adecuada.
2. Usar preservativo en todas las relaciones sexuales.
3. Vacunarse contra el VPH y la hepatitis B.
4. Evitar múltiples parejas sexuales sin protección.
5. Realizar revisiones médicas periódicas (ginecólogo o urólogo).
6. Evitar tabaco, alcohol y drogas, que alteran las hormonas y la fertilidad.
7. Tratar cualquier infección de inmediato para evitar complicaciones.

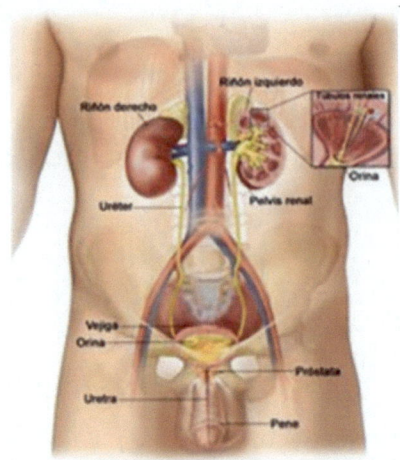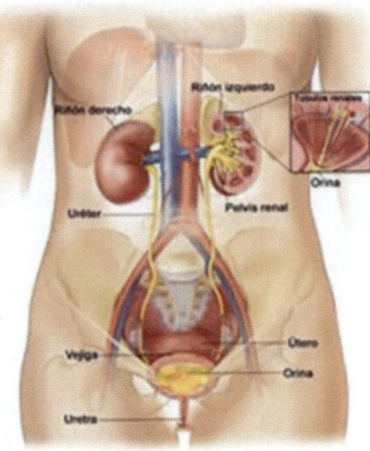

Minipausa motivacional ✦

«Así como este sistema asegura la continuidad de la vida, cada hora que estudias asegura la continuidad de tu sueño profesional».

Truco de memorización

- Masculino: Testículos → epidídimo → conductos → próstata → pene.
- Femenino: Ovarios → trompas → útero → vagina.

Preguntas de repaso ✓

- ¿Qué órgano femenino produce los óvulos?
- ¿Cuál es la función principal del sistema reproductor masculino?

Un trocito de mis estudios (introducción al tema del embarazo)

En este apartado vais a encontrar algo diferente a cualquier cosa que hayáis visto antes. Lo que sigue no es solo información teórica, sino que es un trabajo que yo hice, en 2017 cuando cursaba un grado medio de auxiliar de enfermería.

Le puse todo mi esfuerzo y dedicación: todo hecho a mano, incluyendo dibujos detallados de los sistemas del cuerpo antes, durante y después. La portada es una ecografía de mi prima pequeña Paula. Además, aparecen imágenes y ecografías de mi hermano pequeño David, en aquel momento Paula no había nacido y David tenía meses de vida. Quise que fuera un trabajo vivo y personal.

Además, os comparto la nota que me pusieron, que refleja el esfuerzo, la pasión y la atención al detalle que puse en cada página.

Este capítulo no solo pretende enseñaros sobre el embarazo desde el punto de vista técnico, sino también mostrar cómo la dedicación y el cariño por lo que haces pueden transformar un trabajo en algo único. Espero que os inspire tanto como me inspiró a mí hacerlo.

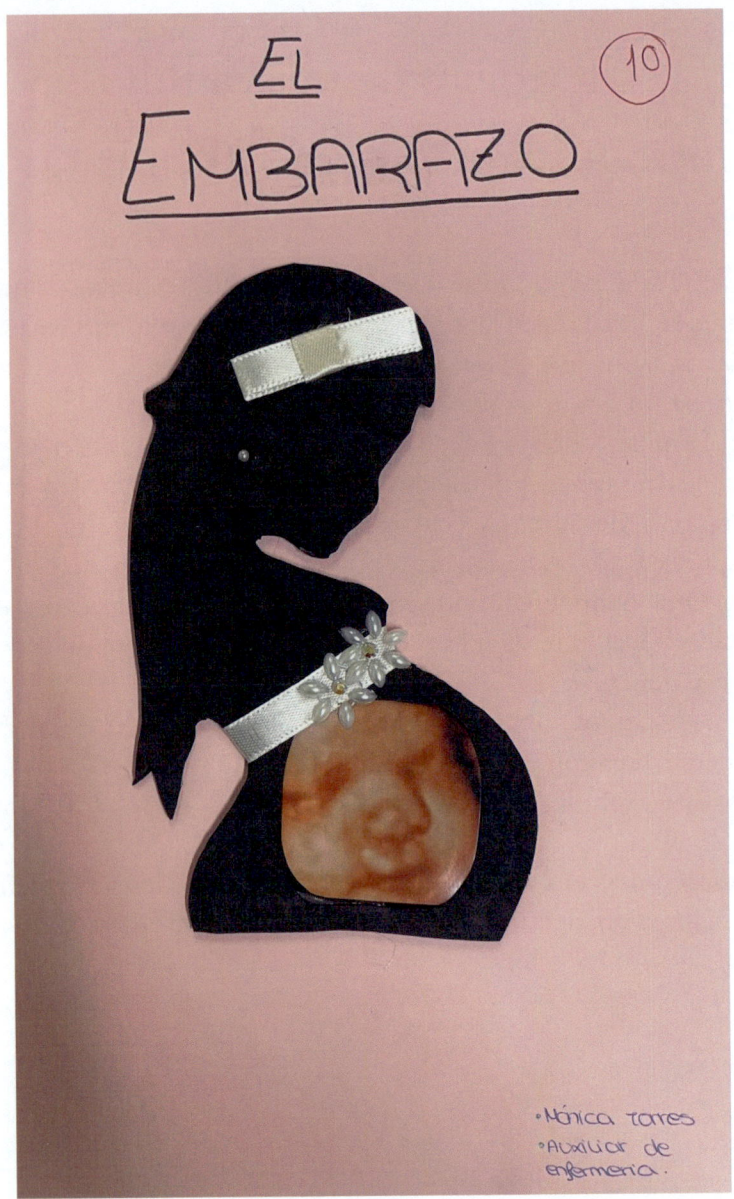

EL ESPERMATOZOIDE:

El espermatozoide que está contenido en el esperma, es la célula sexual masculina responsable de la fecundación del óvulo.

La producción de espermatozoides comienza en la pubertad y no cesa hasta la muerte. Esta producción, consta de varias etapas, se desarrolla en los túbulos seminíferos de los testículos bajo la acción de la testosterona, la hormona sexual masculina. Una vez producidos, los espermatozoides llegan a las vesículas seminales, de donde son expulsados durante la eyaculación, mezclados en el líquido seminal, en forma de esperma.

Cada eyaculación representa de 2-6 ml y contiene de 150-300 millones de espermatozoides, pero sólo uno será el fecundador. Un espermatozoide sobrevive entre 24-48 horas e incluso 4-5 días en las vías genitales femeninas. Allí se desplaza a 3 mm por minuto avanzando hacia el óvulo, que fecundará en una de las trompas de Falopio.

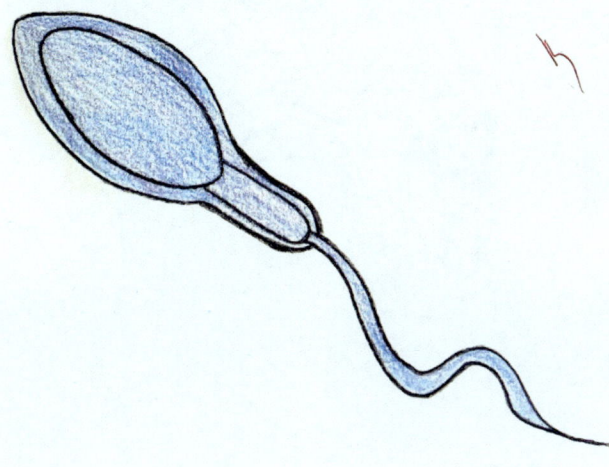

TESTICULOS: Son unos órganos pares, con forma ovoide y superficie lisa, que se alojan en las bolsas escrotales.
En el periodo fetal ambos testículos descienden hasta su posición definitiva atravesando el conducto inguinal.

PENE: Es un órgano cilíndrico que presenta una extremidad llamada glande, abierta en el centro (corresponde con el meato urinario), es por donde salen, de forma indistinta pero no simultanea, la orina y el esperma.
Los cuerpos cavernosos y el cuerpo esponjoso costituyen los cuerpos erectiles del pene.
El exterior del glande está revestido por el prepucio.

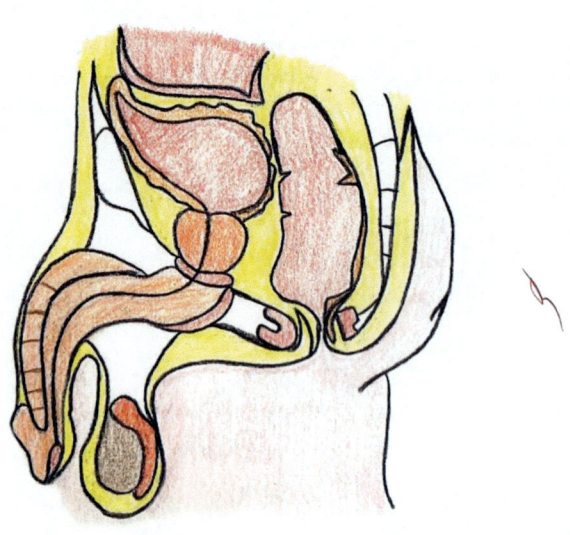

VÍAS ESPERMÁTICAS: Las vías espermáticas presentan una estructura tubular compuesta por una serie de segmentos sucesivos que forman un conducto único y bilateral que se extiende desde cada testículo hasta la uretra.

- CONDUCTOS EFERENTES: Unen la red testicular con el epidídimo
- TUBOS RECTOS: Recogen los conductos seminíferos de cada lóbulo testicular.
- RED TESTICULAR: Agrupa los tubos por debajo del cuerpo Highmore, formando una red.
- CONDUCTO DEFERENTE: Comienza en la cola del epidídimo y termina en la vesícula seminal.
Tiene 40 cm de longitud, el conducto inicial forma parte del cordón espermático.
- EPIDIDIMO.

PRÓSTATA: órgano único glandular cuyos conductos se abren en la uretra.
Presenta dos lóbulos laterales separados por un surco y un lóbulo medio posterior.

CONDUCTOS SEMINÍFEROS: Poseen dos tipos de células: células germinales o espermatogonias y células de sostén o de Sertoli. En el momento de la pubertad, la hipófisis aumenta la secreción de las hormonas gonadotropinas, que estimulan la maduración y el desarrollo de las células germinales.

EL ÓVULO:

Es la célula femenina de la reproducción, es liberada por el ovario cada mes, en el decimocuarto día del ciclo menstrual.

El óvulo es producto de la maduración de un ovocito. Los ovocitos se forman durante la vida fetal; al nacer, los ovarios del bebé niña contienen 300 000 ovocitos.
Solo 300 - 400 de ellos llegarán a la madurez entre la pubertad y la menopausia, y se convertirán en óvulos susceptibles de ser fecundados. El óvulo se aloja en una especie de pequeño quiste de la pared del folículo.

Este se rompe en el 14° día del ciclo, y lleva a cabo la ovulación. Entonces, el óvulo es atrapado por los cilios del pabellón de la trompa uterina, y por el interlocutor de la trompa, se dirige hacia el útero.
En esta fase puede ser fecundado por un espermatozoide.
Miden de 2-3 cm de diámetro transversal y de 3 - 5 longitudinal. Su espesor alcanza los 2 cm. TIENE DOS PARTES →
(• PERIFÉRICA Y   • CENTRAL.)

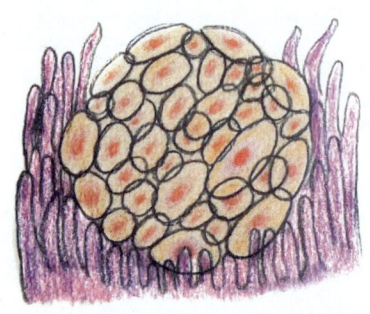

OVARIOS: Tienen forma de almendra, son de consistencia dura y se alojan en la cavidad peritoneal.

Su borde interior y sus extremos estan unidos al ligamento ancho por un corto meso y a la trompa y útero por ligamentos cubiertos de peritoneo.

TROMPAS UTERINAS O DE FALOPIO: Son dos y se extienden a lo largo del borde superior del ligamento ancho, desde los laterales del útero hasta la superficie de cada ovario. Tienen una estructura tubular.

Su pared esta formada ... por serosa, conjuntiva, muscular y mucosa. Las trompas uterinas tienen una longitud de 10 -14 cm y se dividen en cuatro segmentos: pabellón, ampolla, istmo y porción intersticial.

ÚTERO O MATRIZ: Se encuentra en la línea media abdominal, entre la vejiga y el recto. Tiene forma de cono. Se divide en cuerpo, istmo y cuello. Mide 7 cm de longitud y 4 cm de ancho. Su espesor es de 2 cm y se pueden distinguir 3 capas: túnica serosa, túnica muscular, y la capa mucosa.

VULVA: Presenta una depresión central o vestíbulo en su parte posterior presenta el orificio de entrada a la vagina, cubierto el himen, limitada a cada lado por dos anchos pliegues.

- Labios mayores o externos.
- Labios menores o internos.

VAGINA: se extiende desde el cuello uterino hasta la
vulva. Mide unos 8 cm. Se encuentra situada delante del recto
y detrás de la vejiga. Su pared su pared consta de una túnica
externa conjuntiva, media muscular y una túnica interna.
En mujeres jóvenes puede encontrarse el himen, membrana
de forma y consistencia variable que puede romperse por
movimientos bruscos o por la primera penetración vaginal.

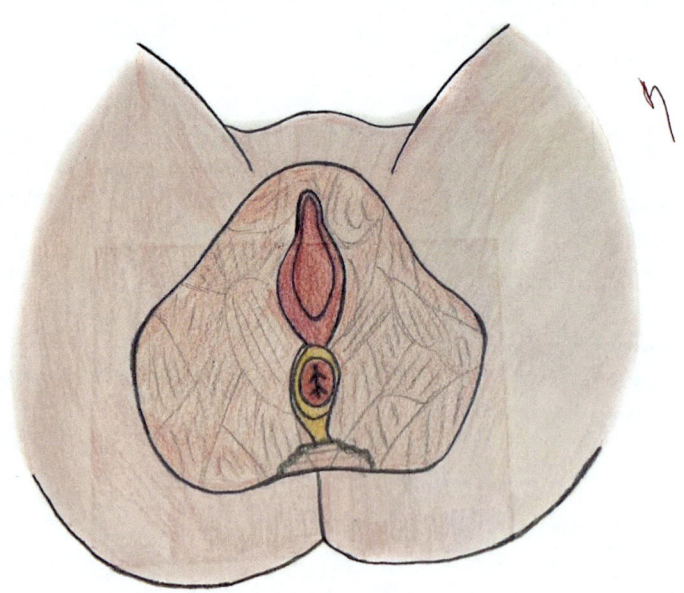

Unión del
Óvulo
y
Espermatozoide

Al unirse el espermatozoide con el óvulo, este pierde la cola y
fusiona su núcleo con el del gameto femenino.
De esto nace la primera célula del bebé : el huevo fecundado
o cigoto, que contienen una información genética
única, desde el color de pelo, ojos, piel, hasta la estatura
aproximada que tendrá el bebé.

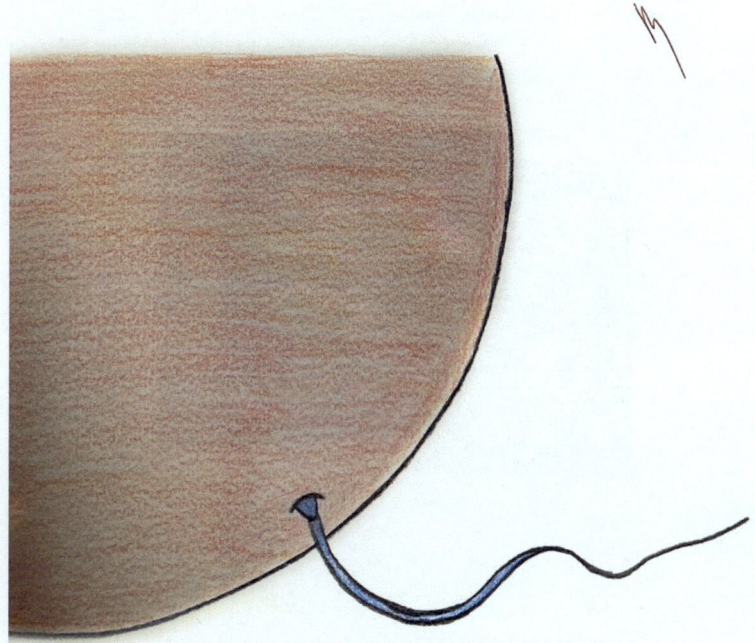

GESTACIÓN:

La gestación o embarazo es el proceso en el que crece y se desarrolla el feto en el interior del útero.

Se considera que el embarazo comienza una vez que el óvulo, es fecundado por el espermatozoide, termina con el parto, en el que nace el bebé.

Existe la discusión de si el embarazo se inicia en el momento de la nidación o en el de la concepción. Es un error común, ya que los meses de embarazo se suelen contar desde la nidación, y la mujer empieza a tener los primeros síntomas en esta misma etapa.

Pero el verdadero embarazo da comienzo justo en el momento en el que se produce la fecundación.

En los seres humanos dura 40 semanas a partir del fin de la última regla o 38 semanas a partir del día de la fecundación. Por lo común se asocia a 9 meses.

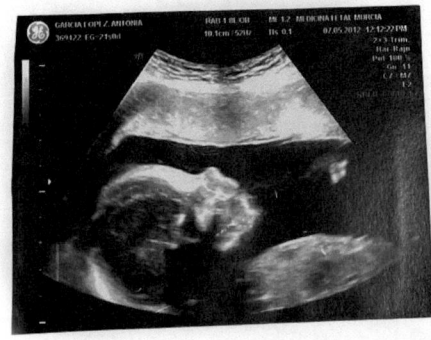

Placenta:

La placenta se compone de una parte interna, que es el endometrio transformado y una parte fetal, que se desarrolla a partir del trofoblasto.

A partir de ella el feto recibe el oxígeno y los nutrientes que necesita para crecer, eliminando las sustancias que no necesita.

Responsable de las hormonas del embarazo:
- Regulan los cambios corporales.
- Protegen al niño o niña
- Estimulan el desarrollo de las glándulas mamarias
- Evitan que el útero se contraiga con fuerza antes de tiempo.

Es el órgano a través del cual se realizan los intercambios metabólicos entre el feto y la madre; por tanto actúa como órgano de la nutrición y la respiración.

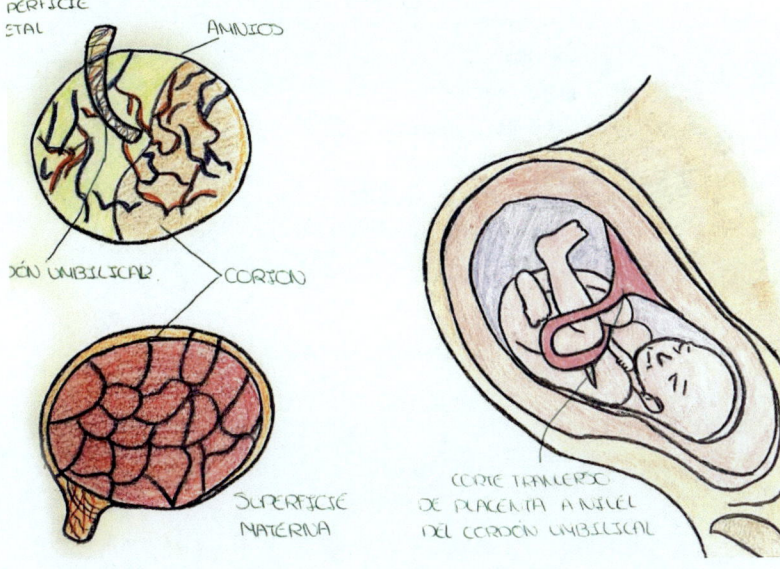

PERFICIE STAL

AMNIOS

XÓN UMBILICAL

CORION

SUPERFICIE MATERNA

CORTE TRANVERSO DE PLACENTA A NIVEL DEL CORDÓN UMBILICAL

SINTOMAS DEL EMBARAZO:

- Cansancio - Fatiga
- Ausencia de periodo
- Sangrado vaginal
- Nauseas - vomitos
- orinar con más frecuencia
- cambios en el gusto (ANTOJOS) y
- Sensibilidad a los olores
- calambres
- colicos o dolor abdominal
- Aumento de los senos
- Dolor en las mamas
- Estreñimiento
- vértigos
- Dolor lumbar
- dolor de cabeza
- dolor de piernas
- Inchazón de tobillos.
- Hiperémesis gravidica → una - cien mujeres

ETAPAS DEL EMBARAZO

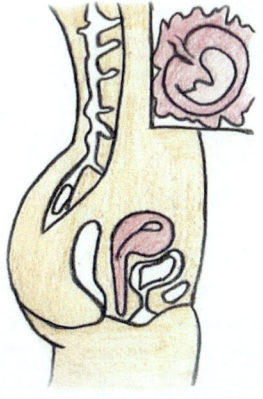

PRIMER MES DE EMBARAZO

El embrión mide alrededor de 1 cm y pesa menos de un gramo. Se inicia la formación del sistema nervioso y los órganos de los sentidos, el corazón comienza a latir.

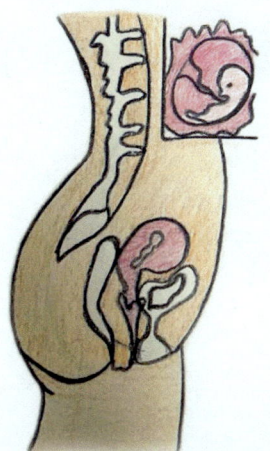

SEGUNDO MES DE EMBARAZO

Inicia la formación de los órganos internos.

Se forman las extremidades y mide alrededor de 3 cm y pesa 10 gramos.

Comienza la formación del cerebro.

MR

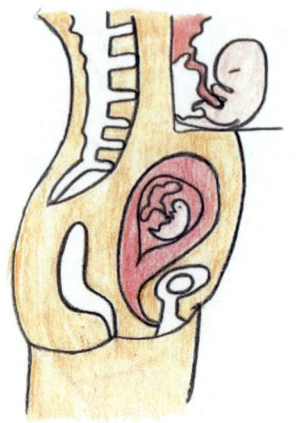

TERCER MES DE EMBARAZO

El embrión pasa a llamarse feto, continúa la formación de órganos internos, sus ojos y oídos están en su posición definitiva.

Inicia la formación de genitales y comienza a funcionar los sistemas circulatorios y renal.

Mide entre 5 y 7 cm, y pesa 15 gramos.

El feto puede realizar movimientos y se reconoce su sexo.

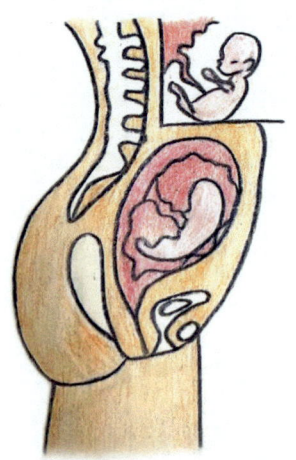

CUARTO MES DE EMBARAZO

El feto mide alrededor de 10 cm. Ejecuta algunos reflejos como succión del pulgar y deglución. Se desarrolla el esqueleto, ya tiene aspecto humano pero no podría sobrevivir fuera del útero.

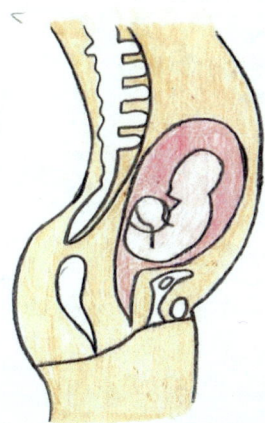

QUINTO MES DE EMBARAZO

La madre siente los movimientos
del feto, comienza a crecer
cabello en la cabeza, cejas y
pestañas.
Madura el sistema nervioso;
mide 20 y 25 cm.

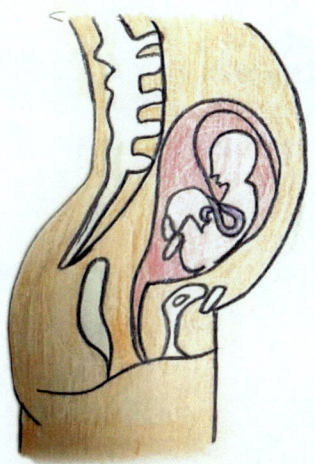

SEXTO MES DE EMBARAZO

La piel del feto se torna rosada,
los párpados se separan y
comienza a abrir los ojos.
Al final del sexto mes, el feto
mide más de 30 cm y pesa
cerca de un kilo.
Los bronquios y pulmones casi
han madurado.

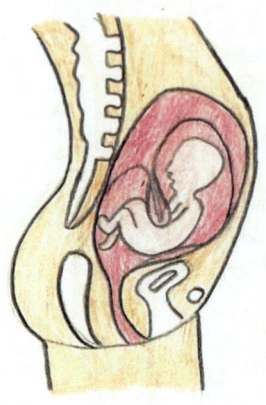

SÉPTIMO MES DE EMBARAZO

El feto comienza a acumular grasa, escucha sonidos, percibe sabores dulces y amargos, se mueve cada vez más.
Puede nacer pero necesitaría de cuidados ESPECIALES como la incubadora.
Ya posee los órganos necesarios para vivir fuera del útero materno.

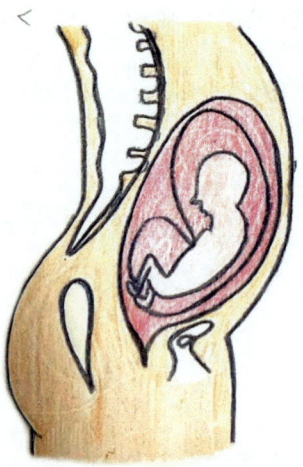

OCTAVO MES DE EMBARAZO

El feto continúa aumentando de peso y tamaño (2,5 kg. y mide 45 cm). Casi todos los sistemas se han desarrollado.

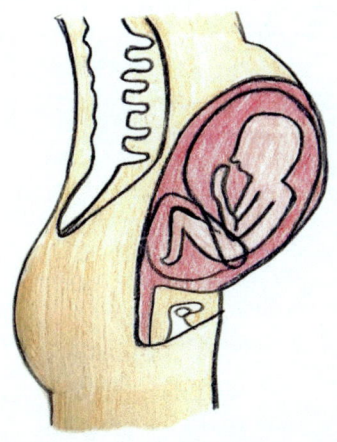

NOVENO MES DE EMBARAZO

El sistema nervioso controla movimientos respiratorios y la temperatura corporal.

Aumenta notoriamente de tamaño y peso (3, 4 kg. y mide alrededor de 50 cm).

ya se ha desarrollado completamente.

CAMBIOS MATERNOS

APARATO GENITAL

Útero: se hipertrofia. En el endometrio aumenta la vascularización y el espesor, se convierte en decidua. Se desarrolla el segmento inferior y el cuello experimenta una serie de cosas que confieren la elasticidad necesaria para el parto.

Vagina y vulva: se hacen más elásticas y previenen las infecciones.

Mamas: se hipertrofian y se dilatan los conductos galactóforos.

CAMBIOS ENDOCRINOS

Progesterona: se produce durante las primeras 2 - 3 semanas del embarazo.

Estrógenos: provienen exclusivamente del ovario, a partir de la 4° semana.

Gonadotropina: hormona proteica producida exclusivamente por el trofoblasto.

EN EL RESTO DEL ORGANISMO

Aparato circulatorio: aumentan el volumen minuto y el trabajo cardíaco y disminuye el rendimiento cardíaco.

Aparato respiratorio: edemas en las mucosas, diafragma se eleva, ventilación aumenta y disminuye la capacidad pulmonar residual.

Aparato digestivo: Aumenta la secreción de saliva.

Aparato urinario: aumenta la eliminación de orina y disminuye su densidad y puede haber una ligera proteinuria.

TIPOS DE PARTO:

PARTO NORMAL CON ANESTESIA → Nos referimos al tipo de parto en el cual el bebé sale a través de la vagina, pero, a diferencia del parto natural, en este se utiliza anestesia y medicamentos para el dolor.

Usar o no algún tipo de analgesia durante el parto depende de la mujer y de sus circunstancias personales.

PARTO NATURAL → Este tipo de parto significa riesgos mínimos porque no existe alteración alguna de la madre ni el feto por medio de medicamentos. El doctor basa su diagnóstico en los latidos del bebé y en la frecuencia e intensidad de las contracciones. Entre sus beneficios destaca el contacto inmediato del pequeño con su madre, desarrollando su autoestima, capacidad de entregar amor y relacionarse con el resto.

Si optas por este tipo de parto, deberás prepararte para enfrentar los malestares propios de la fase final del embarazo por medio de cursos, yoga o hipnosis.

Además, la anestesia puede hacer que la mujer controle su trabajo de parto y pre-parto con el mínimo dolor posible.

PARTO EN EL AGUA → Se trata de una modalidad del parto natural, cuyo proceso es espontáneo. Una vez que la madre haya superado las dos etapas previas al nacimiento, dilatación y encajamiento; y se inicien las molestias, comienza la fase de hidroterapia, donde el agua circula por medio de filtros a 37 grados. La higiene de este tipo de parto es lo que más preocupa a las mamás, sin embargo, está libre de infecciones.

El agua caliente permite calmar los dolores y el bebé nace totalmente relajado.

PARTO EN CUCLILLAS → En este tipo de parto la posición en cuclillas facilita la bajada del bebé, permitiendo un nacimiento más rápido, precisamente porque la madre recibe la ayuda adicional de la fuerza de gravedad.

Entre sus ventajas cuentan el requerimiento de menos puje y una apertura mayor de la pelvis.

Aunque debes consultar con tu médico, si el lugar dónde nacerá tu pequeño cuenta con los implementos necesarios para esta técnica.

PARTO POR CESÁREA → Este tipo de parto se realiza cuando el bebé viene con los pies o nalgas hacia abajo o en posición transversal. También al surgir emergencias como una tensión fetal, cavidad pélvica menor al tamaño del bebé, sangrado vaginal o infecciones virales activas que afecten al cuello uterino; entre otras.

La cirugía consiste básicamente en una incisión en la pared abdominal y en el útero para extraer al bebé.

Existen dos tipos de cisura: una que se realiza de forma longitudinal del ombligo al pubis; y otra en forma transversal y a nivel suprapúblico.

PARTO:

* El parto es el proceso por el cual el feto, la placenta y las membranas fetales son expulsadas a través de la vagina al exterior.

1. DILATACIÓN → Comienzan las contracciones uterinas, suceden al principio con pausas de 15 - 20 minutos y una duración de 10 - 20 segundos.

progresivamente aumentan la frecuencia y la intensidad hasta llegar a intervalos de 1 - 2 minutos, con una duración de 30 segundos.

Los músculos de la vagina se relajan y dilatan, se rompe el saco amniótico que rodea al feto.

2. EXPULSIÓN → El feto sale a través de la vagina, la dilatación del cuello del útero termina y la madre debe realizar el trabajo de empujar al feto al exterior.

como consecuencia de esta presión, la cabeza del feto asoma por la hendidura vulvar, la nuca se sitúa debajo de la pelvis, y aparece primero la frente y después la cara sobre la región perineal.

Una vez que ha salido la cabeza, lo hacen los hombros y finalmente el resto del cuerpo. El proceso puede durar 30 minutos y una hora. Una vez que el bebé comienza a respirar se corta el cordón umbilical, lo que lo separa finalmente de su madre.

3. ALUMBRAMIENTO → Salida de la placenta provocada por contracciones más débiles del útero.
La placenta es desplazada desde el útero a la vagina, desde donde puede ser extraída.
Demora entre cinco y treinta minutos.

ACTUACIONES DURANTE EL PARTO:

● AMNIORREXIS: Es la rotura del saco amniótico con el fin de acelerar el parto. Se hace con lanceta. Después se evalúa el estado del líquido amniótico y en caso de que contenga meconio hay que actuar inmediatamente.

● MONITORIZACIÓN CARDIOGRÁFICA EXTERNA: permite vigilar la frecuencia cardiaca fetal y sus variaciones con respecto a la actividad uterina, al registrar la intensidad y duración de las contracciones.
Se colocan dos transductores tocográficos, uno sobre el fondo uterino y otro en el foco fetal.

● MONITORIZACIÓN CARDIOGRÁFICA INTERNA: Se introduce un catéter de presión uterina entre el feto y el cuello del útero, después de efectuar una amniorresis.
Con este método se consiguen registrar con mayor precisión las contracciones uterinas y la frecuencia cardiaca fetal.

● EPISIOTOMÍA: Consiste en realizar un corte en la vulva, a nivel lateral posterior, con el fin de evitar posibles desgarros.
Se sutura cuando se produce el alumbramiento.

• CESÁREA: Es la extracción del feto que se realiza ante la imposibilidad del parto por vías naturales, dado el riesgo que significaría para el hijo o la madre.

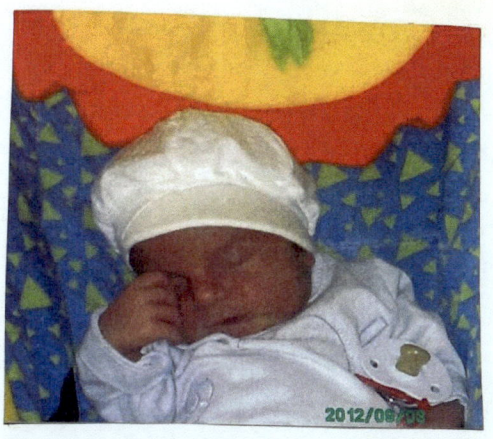

RECIÉN

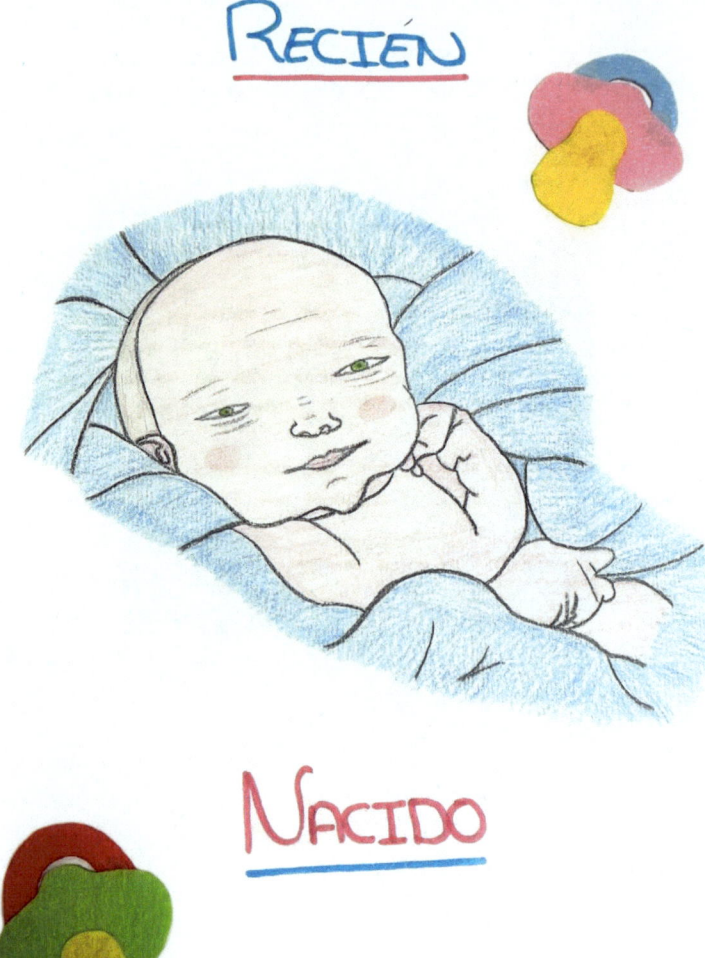

NACIDO

Puerpio

Es el tiempo que transcurre desde la terminación del parto hasta la completa normalización del organismo femenino.
Este restablecimiento total no se consigue antes de 6 ó 8 semanas

• ÚTERO: desde el momento de la eliminación de la placenta, el útero se contrae para evitar hemorragias y pierde volumen durante 5 ó 6 semanas.

• LOQUIOS: constituyen el drenaje uterino. Inicialmente están constituidos por sangre con restos de la decidua.
No exceden de una menstruación normal. Después se hacen sanguinolentos y durante 2 - 3 semanas hay solo leucorrea.

• Durante 6 - 8 semanas no debe aparecer ninguna hemorragia hasta la siguiente menstruación.

• PERINÉ: los cuidados intentan evitar la infección de la episiotomía y disminuir las molestias.
Se limpiará con una solución antiséptica, siempre con movimientos descendentes y sobre la sutura.

• VESSGA: Es frecuente en la existencia de dificultad para la micción o incontinencia.
Por lo general se resuelven en los primeros días.

• MAMAS: Se produce la secreción láctea, desencadenada por la prolactina.
En el mantenimiento de esta secreción intervienen factores bioquímicos y especialmente el reflejo de succión del niño.

• ASPECTOS PSICOLÓGICOS: los cambios de humor después del parto son habituales.

La situación se resuelve de forma espontánea en la primera o segunda semana; de lo contrario será necesario consultar al médico.

LA LACTANCIA:

La lactancia corresponde al proceso de producción y secreción de leche por las glándulas mamarias.

MAMAS: Aunque no son órganos del aparato genital, en la mujer tienen una relación muy importante con el mismo, tanto por su papel en la vivencia de la sexualidad como por su intervención en la lactancia del recién nacido.
Están formadas por tejido glandular, graso y abundante tejido conjuntivo. Presentan cada una de ellas de 15 a 20 lóbulos. cada lóbulo está constituido por un conjunto de células secretoras que se unen y excretan en varios conductos galactóforos, que confluyen en el pezón.
La aréola es la zona de la piel más pigmentada, que rodea el pezón.

Durante el embarazo éstas glándulas experimentan un crecimiento importante debido a la acción conjunta de estrógeno y progesterona que prepara a las glándulas para la producción de leche.

Después del parto, la producción y secreción de leche es controlada por otras hormonas:
• La prolactancia: promueve la producción de leche.
• la oxitocina: favorece la salida de leche por el pezón

El bebé obtiene leche por medio de la succión del pezón, este es el principal estímulo para la liberación de leche.
Después del parto, las glándulas mamarias comienzan a producir un líquido rico en azúcares, proteínas y vitaminas llamado calostro, luego de 20 días las glándulas producen leche

Tanto el calostro como la leche contienen anticuerpos, que proporcionan defensas contra infecciones.

LA LECHE MATERNA: Durante los primeros meses de vida, los mamíferos, como el ser humano, se alimentan de la leche producida por la madre.

La lactancia materna no solo constituye una forma de alimentación vital ya que aporta los nutrientes necesarios para el desarrollo y el crecimiento del bebé, además es una forma de estrechar el vínculo entre madre e hijo.

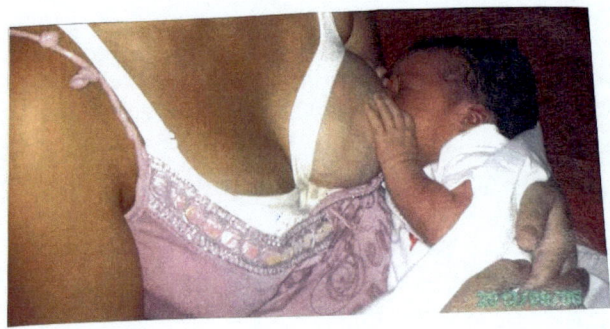

Sistema linfático

Dato curioso 💡

El bazo puede almacenar hasta doscientos mililitros de sangre en caso de emergencia.

El sistema linfático es una red de vasos, órganos, ganglios y tejidos que forman parte del sistema inmunitario y del sistema circulatorio.

Su función principal es mantener el equilibrio de líquidos en el cuerpo, defendernos de infecciones y transportar grasas desde el intestino.

1. Componentes del sistema linfático

El sistema linfático está formado por:

A. Linfa

- Es un líquido transparente o blanquecino similar al plasma sanguíneo.
- Contiene linfocitos (glóbulos blancos), proteínas, grasas y desechos celulares.
- Circula por los vasos linfáticos, igual que la sangre por las venas y las arterias.

B. Vasos linfáticos

- Son conductos delgados que recogen la linfa desde los tejidos y la devuelven a la sangre.
- Tienen válvulas que impiden el retroceso del líquido.
- Se asemejan a las venas, pero transportan linfa en lugar de sangre.

C. Ganglios linfáticos

- Son pequeños nódulos en forma de frijol (de uno a veinticinco milímetros) situados a lo largo de los vasos linfáticos.
- Contienen linfocitos y macrófagos que eliminan bacterias, virus y células dañadas.
- Se inflaman cuando hay infección (por eso se «hinchan los ganglios»).
- Se agrupan en zonas como:

  ○ Cuello (cervicales).
  ○ Axilas (axilares).
  ○ Ingles (inguinales).
  ○ Abdomen y tórax.

D. Órganos linfáticos principales

1. Bazo

- Filtra la sangre y elimina glóbulos rojos viejos.
- Produce linfocitos y anticuerpos.
- Actúa como depósito de sangre.

2. Timo

- Situado detrás del esternón.
- Madura los linfocitos T, fundamentales en la inmunidad.
- Es más grande en la infancia y disminuye en la adultez.

3. Amígdalas (Tonsilas)

- Están en la garganta y protegen la entrada al aparato respiratorio y al digestivo.
- Producen linfocitos y atrapan gérmenes.

4. Médula ósea roja

- Produce linfocitos B y T, además de todas las células sanguíneas.
- Es un órgano linfoide primario junto con el timo.

Funciones del sistema linfático

- Drenaje de líquidos: Recolecta el exceso de líquido intersticial (que rodea a las células) y lo devuelve a la sangre, evitando hinchazones (edemas).
- Defensa inmunitaria: Filtra microorganismos y sustancias extrañas; los linfocitos y macrófagos los destruyen.
- Absorción de grasas: En el intestino delgado (vellosidades intestinales), los vasos quilíferos absorben grasas y vitaminas liposolubles (A, D, E, K).
- Transporte de linfa: Lleva proteínas, lípidos y células inmunitarias a la sangre.

- Producción y maduración de linfocitos: En órganos linfoides, como el timo, el bazo y la médula ósea.

Recorrido de la linfa

1. El líquido intersticial (entre las células) entra en los capilares linfáticos.
2. Pasa a los vasos linfáticos mayores, con válvulas que impiden el retroceso.
3. Circula por ganglios linfáticos, donde se filtra y se limpia.
4. Se reúne en dos grandes conductos:

- Conducto torácico (izquierdo): drena casi todo el cuerpo.
- Conducto linfático derecho: drena la parte superior derecha del cuerpo.

5. Finalmente, la linfa vuelve al torrente sanguíneo por las venas subclavias.

Enfermedades del sistema linfático

- Linfedema: Acumulación de linfa en los tejidos, causando hinchazón (especialmente en brazos o piernas). Puede ser congénito o por obstrucción (tras cirugía o cáncer).
- Linfangitis: Inflamación de los vasos linfáticos por una infección bacteriana. Se observa como una línea roja bajo la piel.
- Linfadenitis: Inflamación de los ganglios linfáticos debido a infecciones locales. Causa dolor, calor e hinchazón.

- Linfoma: Cáncer del sistema linfático. Hay dos tipos principales:
- Linfoma de Hodgkin (con células Reed-Sternberg).
- Linfoma no Hodgkin (varios subtipos).
- Leucemia: Cáncer de la médula ósea que afecta a los linfocitos y altera la producción de células sanguíneas normales.
- Filariasis linfática (elefantiasis): Infección parasitaria transmitida por mosquitos. Obstruye los vasos linfáticos y produce hinchazón extrema.
- Inmunodeficiencia: Falta o mal funcionamiento de los linfocitos (por VIH, tratamientos o enfermedades genéticas).
- Cáncer metastásico en ganglios: Algunos tumores (como el de mama o el de pulmón) se propagan a los ganglios linfáticos cercanos.

1. Órganos linfoides primarios y secundarios

Tipo	Órganos	Función
Primarios	Médula ósea, timo	Formación y maduración de linfocitos
Secundarios	Bazo, ganglios linfáticos, amígdalas, apéndice	Activación y respuesta de linfocitos frente a antígenos

2. Células principales del sistema linfático

Célula	Función
Linfocitos B	Producen anticuerpos (inmunidad humoral)
Linfocitos T	Destruyen células infectadas (inmunidad celular)
Macrófagos	Fagocitan microorganismos y células muertas
Células dendríticas	Presentan antígenos a los linfocitos para activar la respuesta inmunitaria

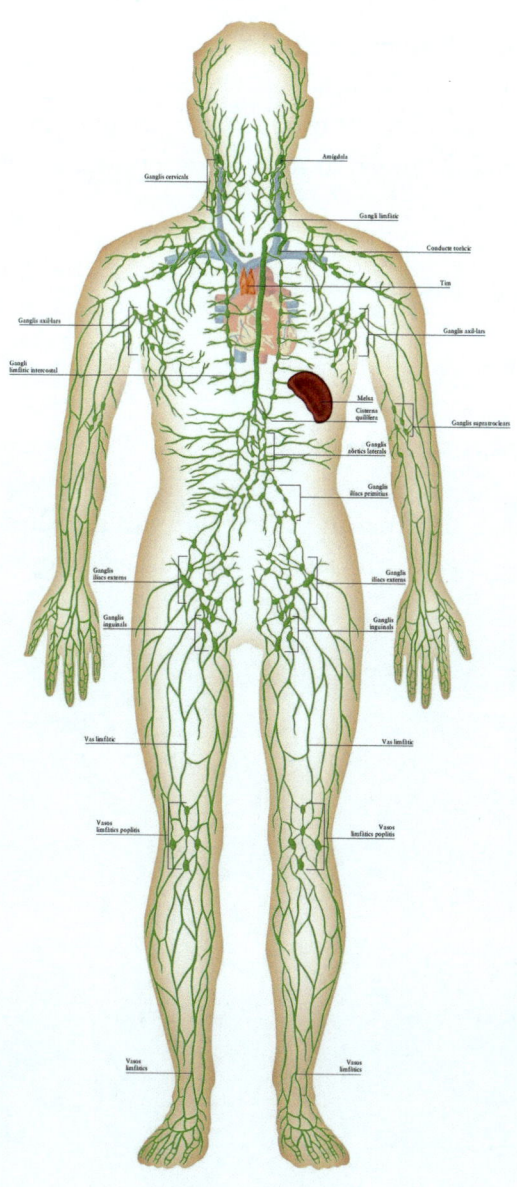

Minipausa motivacional ✦

«El sistema linfático nos recuerda que nuestra defensa también es interna: fortalece tu mente y tu constancia para proteger tu sueño».

Truco de memorización

- Vasos → ganglios → órganos (bazo, timo, amígdalas).

Preguntas de repaso ✓

- ¿Cuál es la función principal del sistema linfático?
- ¿Qué órgano almacena sangre en caso de necesidad?

Sistema locomotor

Dato curioso 💡

Los pies humanos contienen veintiséis huesos cada uno, lo que representa más de un cuarto de los huesos del cuerpo. Además, cada vez que damos un paso, utilizamos aproximadamente doscientos músculos diferentes.

El sistema locomotor (también llamado aparato locomotor o sistema músculo-esquelético) es el conjunto de estructuras anatómicas que permiten al cuerpo moverse, mantener la postura y proteger los órganos internos.

Está formado principalmente por huesos, músculos, articulaciones, tendones y ligamentos.

Componentes del sistema locomotor

1. Sistema óseo. Formado por doscientos seis huesos en el adulto.

Funciones principales:

- Sostener el cuerpo.
- Proteger órganos vitales (el cráneo protege el cerebro, las costillas al corazón y a los pulmones).
- Servir de anclaje para músculos.

- Almacenar minerales (calcio y fósforo).
- Producir células sanguíneas en la médula ósea (hematopoyesis).

Tipos de huesos:

- Largos (fémur, húmero).
- Cortos (carpianos, tarsianos).
- Planos (cráneo, esternón).
- Irregulares (vértebras).
- Sesamoideos (rótula).

2. Sistema muscular. Formado por más de seiscientos músculos, que constituyen del cuarenta al cincuenta por ciento del peso corporal.

Tipos de músculos:

- Músculo esquelético: Voluntario, unido a los huesos (movimiento).
- Músculo liso: Involuntario, en órganos internos (intestino, vasos sanguíneos).
- Músculo cardíaco: Involuntario, solo en el corazón.

Funciones:

- Movimiento corporal.
- Mantenimiento de la postura.
- Producción de calor (termogénesis).
- Protección de estructuras internas.

3. Articulaciones. Son las uniones entre dos o más huesos que permiten el movimiento.

Tipos:

- Móviles (diartrosis): hombro, rodilla, codo.
- Semimóviles (anfiartrosis): vértebras.
- Fijas (sinartrosis): cráneo.

Partes principales:

- Cartílago articular (evita fricción).
- Cápsula sinovial (produce líquido lubricante).
- Ligamentos (unen huesos entre sí).

4. Elementos de unión

- Tendones: Unen músculos a huesos.
- Ligamentos: Unen huesos entre sí.
- Cartílagos: Amortiguan golpes y facilitan el movimiento.

Funciones principales del sistema locomotor

1. Movimiento: Gracias a la contracción muscular y a la acción de las articulaciones.
2. Sostén: Mantiene la forma y la postura del cuerpo.
3. Protección: Protege órganos internos vitales.
4. Almacenamiento de minerales, principalmente calcio y fósforo.
5. Producción de células sanguíneas en la médula ósea roja.

Coordinación con otros sistemas

El sistema locomotor trabaja en conjunto con:

- Sistema nervioso: Controla los movimientos.
- Sistema circulatorio: Lleva oxígeno y nutrientes a los músculos.
- Sistema respiratorio: Aporta oxígeno para la energía muscular.
- Sistema endocrino: Regula el crecimiento y la fuerza muscular mediante las hormonas.

Enfermedades del sistema locomotor

Enfermedades óseas (de los huesos)

1. Osteoporosis:

- Pérdida de masa ósea que debilita los huesos y facilita las fracturas.
- Más común en mujeres mayores y en falta de calcio o vitamina D.

2. Raquitismo (niños)/osteomalacia (adultos):

- Falta de vitamina D que causa deformidades óseas.

3. Fracturas:

- Rotura total o parcial de un hueso por golpes o caídas.

4. Escoliosis:

- Desviación lateral de la columna vertebral.

5. Cifosis:

- Curvatura excesiva hacia adelante de la espalda («joroba»).

6. Lordosis:

- Curvatura exagerada hacia adentro de la zona lumbar.

7. Osteoartritis (artrosis):

- Desgaste del cartílago articular que provoca dolor y rigidez.

Enfermedades musculares

8. Distrofias musculares:

- Enfermedades genéticas que causan debilidad y pérdida progresiva del tejido muscular. Por ejemplo, la distrofia muscular de Duchenne.

9. Miastenia gravis:

- Enfermedad autoinmune que impide la correcta transmisión entre los nervios y los músculos, causando fatiga.

10. Contracturas musculares:

- Tensión o acortamiento involuntario del músculo por esfuerzo o mala postura.

11. Desgarro o rotura muscular:

- Rotura parcial o completa de las fibras musculares.

12. Calambres:

- Contracciones involuntarias y dolorosas por fatiga o falta de minerales (calcio, potasio, magnesio).

Enfermedades articulares (de las articulaciones)

13. Artritis:

- Inflamación de una o más articulaciones.
- Causa dolor, calor y rigidez.
- Tipos: Reumatoide, infecciosa, gotosa.

14. Artrosis:

- Degeneración del cartílago articular por desgaste o envejecimiento.

15. Bursitis:

- Inflamación de una bolsa sinovial (bursa) que amortigua la articulación.

16. Luxaciones:

- Salida de un hueso de su articulación (por golpe o caída).

17. Esguinces:

- Distensión o rotura parcial de los ligamentos.

18. Tendinitis:

- Inflamación de un tendón por uso excesivo o movimiento repetitivo.

19. Síndrome del túnel carpiano:

- Compresión del nervio mediano en la muñeca, causando hormigueo y debilidad en la mano.

Otras alteraciones frecuentes

- Lumbalgia: Dolor en la zona baja de la espalda, muy común por malas posturas.
- Ciatalgia o ciática: Dolor del nervio ciático por compresión vertebral o muscular.
- Fibromialgia: Dolor muscular generalizado con fatiga y trastornos del sueño.

Prevención general

- Ejercicio regular (fuerza + estiramientos).
- Alimentación rica en calcio, magnesio y vitamina D.
- Mantener un peso saludable.
- Evitar posturas incorrectas.
- Dormir bien y reducir el estrés.

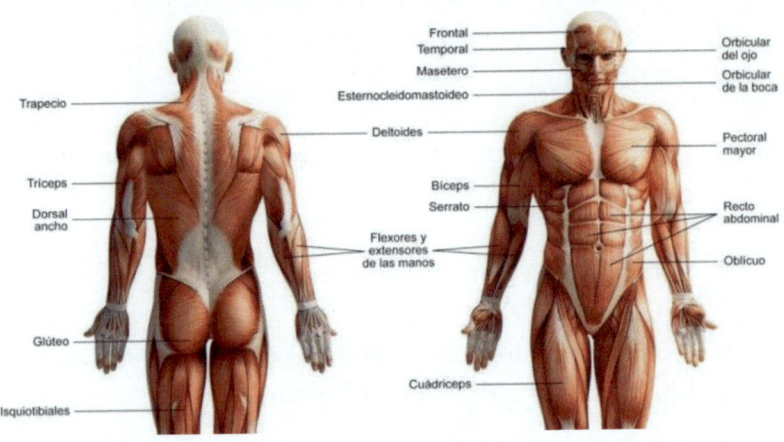

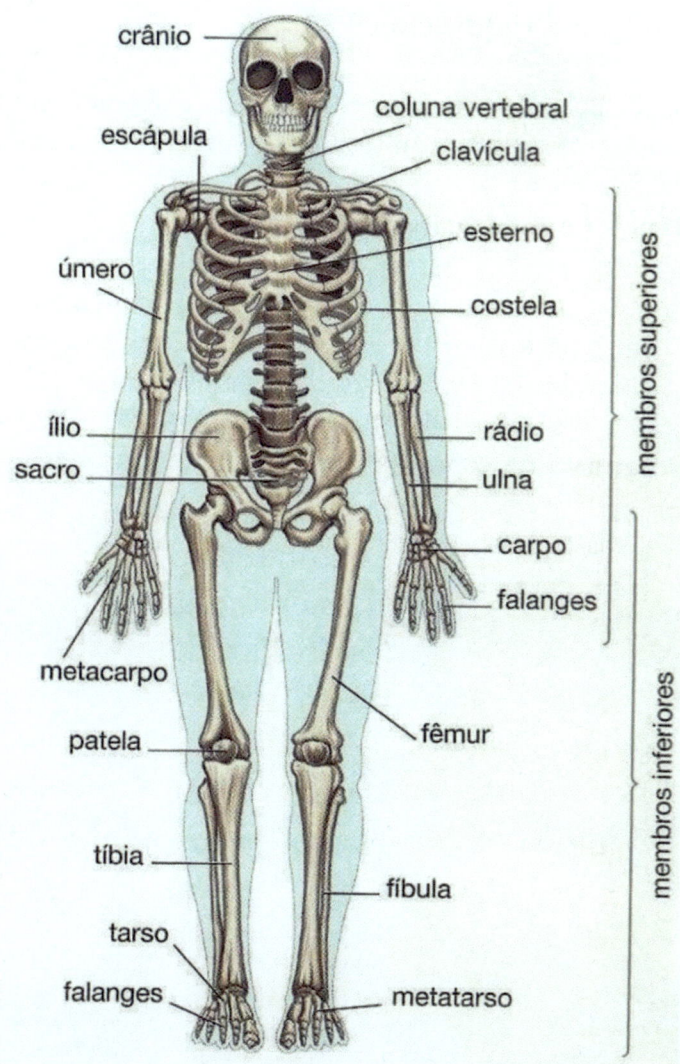

crânio

coluna vertebral

escápula

clavícula

esterno

úmero

costela

membros superiores

ílio

rádio

sacro

ulna

carpo

falanges

metacarpo

fêmur

patela

membros inferiores

tíbia

fíbula

tarso

falanges

metatarso

Minipausa motivacional ✦

«Cada músculo y cada hueso funciona en equipo, como tu constancia y tu esfuerzo: juntos logran que tu sueño avance».

Truco de memorización

- Recuerda: Huesos → articulaciones → músculos.
- Imagina tus huesos como columnas, tus articulaciones como bisagras y tus músculos como motores.

Preguntas de repaso ✓

- ¿Cuál es el hueso más largo del cuerpo?
- ¿Qué permite la articulación?

La piel y los órganos de los sentidos

Dato curioso 💡

La piel de un adulto cubre unos dos metros cuadrados y pesa aproximadamente cuatro kilos.

¿Qué es la piel?

La piel es el órgano más grande del cuerpo humano.
Cubre toda la superficie externa y tiene una función protectora, sensorial y reguladora.

- Superficie media: Desde un metro y medio hasta dos metros cuadrados, depende de la persona.
- Peso: Alrededor del quince por ciento del peso corporal.

Funciones principales de la piel

1. Protección:

- Actúa como barrera frente a golpes, microorganismos, radiación solar, químicos, etc.

2. Regulación térmica:

- Mediante la sudoración y la vasodilatación o vasoconstricción.

3. Sensibilidad:

- Contiene receptores que captan tacto, presión, dolor, temperatura, y vibración.

4. Síntesis de vitamina D:

- Gracias a la exposición solar, convierte precursores en vitamina D activa.

5. Excreción:

- Elimina pequeñas cantidades de agua, sales y desechos por el sudor.

6. Almacenamiento:

- Reserva de agua, grasa, sales y glucosa.

7. Comunicación:

- Los gestos, el enrojecimiento o la palidez reflejan emociones o estados internos.

Capas de la piel

La piel tiene tres capas principales:

1. Epidermis (capa externa):

- Es delgada y sin vasos sanguíneos.
- Está formada por células epiteliales llamadas queratino-citos.
- Contiene también melanocitos (producen melanina, que da el color a la piel).

Capas internas de la epidermis:

1. Estrato córneo (externo): células muertas con queratina.
2. Estrato lúcido (solo en palmas y plantas).
3. Estrato granuloso.
4. Estrato espinoso.
5. Estrato basal o germinativo (donde nacen nuevas células).

★Las células se renuevan aproximadamente cada veintiocho días.

2. Dermis (capa media):

- Capa gruesa y elástica.
- Contiene vasos sanguíneos, nervios, glándulas, folículos pilosos y receptores sensoriales.

Componentes principales:

- Colágeno y elastina que dan fuerza y elasticidad.
- Glándulas sudoríparas que producen sudor (regulan la temperatura).
- Glándulas sebáceas que secretan sebo (mantiene la piel lubricada).
- Folículos pilosos es donde nacen los pelos.

3. Hipodermis o tejido subcutáneo (capa profunda):

- Formada por grasa (tejido adiposo) y tejido conectivo laxo.
- Sirve de aislante térmico, reserva energética y protección contra golpes.

Anexos cutáneos

1. Pelo:

- Protege del sol y del frío.
- En las cejas y en las pestañas evita la entrada de polvo y de sudor.

2. Uñas:

- Protegen las puntas de los dedos y mejoran la precisión al manipular objetos.

3. Glándulas cutáneas:

- Sudoríparas: Eliminan sudor.
- Sebáceas: Producen sebo que lubrica la piel.
- Ceruminosas: En el oído, producen cerumen.

Enfermedades de la piel

1. Acné: Inflamación de las glándulas sebáceas.
2. Dermatitis: Inflamación general de la piel.
3. Psoriasis: Acumulación de células cutáneas (placas escamosas).
4. Eczema: Irritación con picor y enrojecimiento.
5. Alopecia: Caída del cabello.
6. Vitíligo: Pérdida de pigmento (manchas blancas).
7. Melanoma: Cáncer de piel por daño solar.
8. Herpes: Infección viral con ampollas dolorosas.
9. Urticaria: Reacción alérgica con ronchas.
10. Micosis: Infecciones por hongos (pie de atleta, tiña).

Cuidados básicos de la piel

- Limpieza diaria suave (sin exceso de jabón).
- Hidratación con cremas o lociones.
- Protección solar (SPF 30 o más).
- Dieta equilibrada rica en vitaminas A, C, E y zinc.
- Evitar tabaco, alcohol y estrés.
- Dormir bien para la regeneración celular.

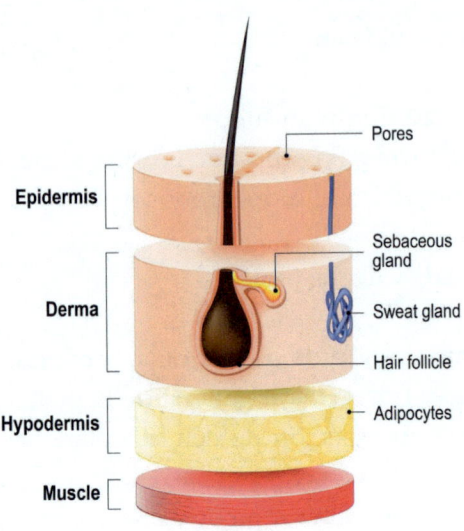

Epidermis

Derma

Hypodermis

Muscle

Pores

Sebaceous gland

Sweat gland

Hair follicle

Adipocytes

LOS ÓRGANOS DE LOS SENTIDOS

Los órganos de los sentidos son estructuras especializadas que captan estímulos del entorno (como la luz, el sonido, el olor, el sabor o la presión) y los transforman en impulsos nerviosos que el cerebro interpreta.

Permiten la percepción del mundo exterior.

Están conectados directamente con el sistema nervioso.

Sentido de la vista

Órgano: el ojo

El ojo es el receptor de la luz y el encargado de formar imágenes. Trabaja junto con el nervio óptico y el cerebro.

Partes principales:

1. Córnea: Capa transparente que deja pasar la luz.
2. Pupila: Abertura que regula la entrada de luz.
3. Iris: Parte coloreada del ojo; controla el tamaño de la pupila.
4. Cristalino: Lente interna que enfoca las imágenes.
5. Retina: Contiene fotorreceptores (conos y bastones) que transforman la luz en impulsos nerviosos.

- Conos: Captan color y luz intensa.
- Bastones: Captan luz tenue y blanco y negro.

1. Nervio óptico: Transmite la información al cerebro (lóbulo occipital).

Enfermedades comunes:

- Miopía (no se ven bien los objetos lejanos).
- Hipermetropía (no se ven bien los objetos cercanos).
- Astigmatismo (visión distorsionada).
- Cataratas (opacidad del cristalino).
- Glaucoma (aumento de presión ocular).
- Conjuntivitis (infección o irritación).

Sentido del oído

Órgano: el oído

Permite escuchar sonidos y mantener el equilibrio.

Partes:

1. Oído externo: pabellón y conducto auditivo (recoge el sonido).
2. Oído medio:

- Contiene los tres huesecillos: martillo, yunque y estribo, que transmiten las vibraciones.

1. Oído interno:

- Cóclea: Convierte las vibraciones en impulsos nerviosos.
- Canales semicirculares: Controlan el equilibrio.
- Nervio auditivo: Lleva la información al cerebro (lóbulo temporal).

Enfermedades comunes:

- Otitis (infección del oído).
- Pérdida auditiva o sordera.
- Tapón de cerumen.
- Tinnitus (zumbidos).
- Vértigo (por alteración del equilibrio).

Sentido del olfato

Órgano: la nariz

Capta los olores a través de receptores químicos.

Partes:

- Fosas nasales: Permiten el paso del aire.
- Mucosa olfativa, en la parte superior contiene los receptores olfativos.
- Nervio olfativo: Transmite la información al cerebro (lóbulo temporal).

Curiosidades:

- Podemos distinguir más de diez mil olores diferentes.
- Está directamente conectado al sistema límbico (emociones y memoria).

Enfermedades comunes:

- Rinitis (inflamación nasal).
- Sinusitis.
- Anosmia (pérdida del olfato).
- Alergias respiratorias.

Sentido del gusto

Órgano: la lengua

Percibe los sabores mediante papilas gustativas.

Tipos de sabores:

1. Dulce.
2. Salado.
3. Ácido.
4. Amargo.
5. Umami (sabroso, presente en carnes y quesos).

Estructura:

- Papilas gustativas: En la superficie de la lengua, contienen quimiorreceptores.
- Nervios gustativos: Facial, glosofaríngeo y vago (llevan la información al cerebro).

Enfermedades comunes:

- Glositis (inflamación de la lengua).
- Pérdida del gusto (ageusia).
- Alteración del gusto (disgeusia).

Sentido del tacto

Órgano: la piel

La piel es el órgano sensorial más extenso. Contiene millones de receptores sensoriales que detectan presión, temperatura, dolor y textura.

Receptores principales:

Receptor	Estímulo detectado	Localización
Meissner	Tacto fino	Dermis superficial
Pacini	Presión y vibración	Dermis profunda
Ruffini	Calor	Dermis
Krause	Frío	Dermis
Terminaciones libres	Dolor	Epidermis y dermis

Alteraciones comunes:

- Quemaduras.
- Cortes o heridas.
    - Anestesia (pérdida de sensibilidad).
    - Hipersensibilidad (reacción exagerada).

Minipausa motivacional ✦⁺

«Los sentidos nos conectan con el mundo. Igual que tu esfuerzo te conecta con tu meta: percibe cada detalle y sigue avanzando».

Truco de memorización

- Piel → ojos → oídos → nariz → lengua → tacto.

Preguntas de repaso ✓

- ¿Qué función principal cumple la piel?
- ¿Qué órgano está encargado del equilibrio?

Habilidades no técnicas esenciales para médicos

I. Comunicación efectiva: Establecer una comunicación clara y empática con los pacientes y el equipo médico es crucial. Esto incluye escuchar activamente, explicar procedimientos de manera comprensible y manejar conversaciones difíciles con sensibilidad.

II. Gestión del tiempo y organización: La capacidad para priorizar tareas, manejar múltiples casos simultáneamente y mantener un entorno de trabajo organizado es vital para la eficiencia y la calidad del cuidado.

III. Trabajo en equipo y liderazgo: Colaborar eficazmente con otros profesionales de la salud y liderar equipos multidisciplinarios cuando sea necesario, asegurando una atención integral al paciente.

Recordatorios para cuando sientas que no puedes más

Hay días en los que el camino se vuelve oscuro y el empuje se agota. En esos instantes, no te exijas heroísmos: detente, respira y mira lo recorrido. Cada pequeño avance —una página leída, una pregunta resuelta, una decisión tomada— es prueba de que sigues adelante. Recuérdalo: fallar hoy no borra todo lo bueno que has hecho.

Permítete descansar, pedir ayuda si la necesitas, y volver con calma. La constancia, no la velocidad, será quien te lleve.

Apuntes

TERMINOLOGÍA DEL DOLOR

- Artralgia: dolor articular.
- Braquialgia: dolor del brazo.
- Cefalalgia: dolor de cabeza.
- Cervialgia: dolor de la región cervical.
- Gonalgia: dolor de rodilla.
- Lumbalgia: dolor de la región lumbar.
- Mialgia: dolor muscular.
- Odontalgia: dolor de dientes o muelas.
- Otalgia: dolor de oídos.
- Proctalgia: dolor anal o rectal.
- Epigastralgia: dolor en el epigastrio.

TERMINOLOGÍA MÉDICA

- Cefalea: dolor de cabeza.
- Hematoma: moratón.
- Emesis: vomito.
- Prurito: picazón.
- Eritema: enrojecimiento.
- Sincope: desmayo.
- Otalgia: dolor de oído.
- Mialgia: dolor de musculo.
- Epistaxis: sangrado nasal.

- Disuria: dolor al orinar.
- Edema: hinchazón.
- Vértigo: mareo.
- Hipertensión: tensión alta.
- Hipotensión: tensión baja.
- Hipoacusia: sordera.
- Halitosis: mal aliento.

Siglas médicas

- AV: accidente vascular.
- ACV: accidente cerebrovascular.
- IAM: infarto agudo de miocardio.
- PCR: parada cardiorrespiratoria/también «reacción en cadena de la polimerasa» (en laboratorio).
- RCP: reanimación cardiopulmonar.
- SVB: soporte vital básico.
- SVA: soporte vital avanzado.
- TA: tensión arterial.
- FC: frecuencia cardíaca.
- FR: frecuencia respiratoria.
- T°: temperatura.
- $SatO_2/SpO_2$: saturación de oxígeno.
- PA: presión arterial.
- TAS/TAD: tensión arterial sistólica/diastólica.
- EVA: escala visual analógica (para medir dolor).
- ECG/EKG: electrocardiograma.
- Rx: radiografía.
- TC/TAC: tomografía computarizada.

- RM/RMN: resonancia magnética (nuclear).
- ECO: ecografía.

Signos vitales y urgencias

- SV: signos vitales.
- PCR: paro cardiorrespiratorio.
- RCP: reanimación cardiopulmonar.
- ACVA/ICTUS: accidente cerebrovascular agudo.
- PCS: pérdida de consciencia.
- TCE: traumatismo craneoencefálico.
- TEC: traumatismo encéfalo craneano.
- EAP: edema agudo de pulmón.
- EPOC: enfermedad pulmonar obstructiva crónica.
- IRA: insuficiencia respiratoria aguda.
- IC: insuficiencia cardíaca.
- FA: fibrilación auricular.
- FV: fibrilación ventricular.
- TV: taquicardia ventricular.
- BAV: bloqueo auriculoventricular.

Siglas de laboratorio y análisis

- Hb: hemoglobina.
- Ht/Hto: hematocrito.
- GB/WBC: glóbulos blancos (*White Blood Cells*).
- GR/RBC: glóbulos rojos (*Red Blood Cells*).
- PLT: plaquetas.
- Na^+: sodio.

- K^+: potasio.
- Cl^-: cloro.
- Ca^{2+}: calcio.
- Glu: glucosa.
- Cr: creatinina.
- BUN/Urea: nitrógeno ureico.
- AST (GOT): aspartato aminotransferasa.
- ALT (GPT): alanina aminotransferasa.
- LDH: lactato deshidrogenasa.
- CK/CPK: creatinfosfocinasa.
- PCR: proteína C reactiva (indicador de inflamación).
- VSG: velocidad de sedimentación globular.
- HbA1c: hemoglobina glicosilada (control de diabetes).
- TGO/TGP: enzimas hepáticas.

SIGLAS HOSPITALARIAS Y ADMINISTRATIVAS

- UCI/UTI: unidad de cuidados intensivos/unidad de terapia intensiva.
- URPA: unidad de recuperación posanestésica.
- UCIN: unidad de cuidados intensivos Neonatales.
- UHD: unidad de hospitalización domiciliaria.
- CE: consultas externas.
- AE: atención especializada.
- AP: atención primaria.
- PAC: punto de atención continuada.

Tratamientos y procedimientos

- IV/EV: intravenoso.
- IM: intramuscular.
- SC: subcutáneo.
- VO/PO: vía oral/*per os*.
- SL: sublingual.
- INH: inhalado.
- PRN: según necesidad (del latín *pro re nata*).
- SOS: si es necesario/en caso de urgencia.
- O_2: oxígeno.
- CPAP: presión positiva continua en vía aérea.
- BIPAP: presión positiva binivel.
- SNG/SNE: sonda nasogástrica/nasoentérica.
- PEG: gastrostomía endoscópica percutánea.
- TPN/NPT: nutrición parenteral total
- CVP/CVC: catéter venoso periférico/central.
- VAC: vendaje asistido por vacío.
- TENS: estimulación nerviosa eléctrica transcutánea.

Enfermedades y diagnósticos

- EPOC: enfermedad pulmonar obstructiva crónica.
- IRC/IRA: insuficiencia renal crónica/aguda.
- DM/DM2: diabetes mellitus tipo 1 o 2.
- HTA: hipertensión arterial.
- ICC/IC: insuficiencia cardíaca congestiva.
- IAM: infarto agudo de miocardio.
- ACV/ICTUS: accidente cerebrovascular.

- TEP: tromboembolismo pulmonar.
- TVP: trombosis venosa profunda.
- EAP: edema agudo de pulmón.
- EII: enfermedad inflamatoria intestinal
- VHB/VHC/VIH: virus de la hepatitis B, C/virus de la inmunodeficiencia humana.
- LES: lupus eritematoso sistémico.
- AR: artritis reumatoide.
- TB/TBC: tuberculosis.
- COVID-19/SARS-CoV-2: enfermedad por coronavirus.
- MRSA: *Staphylococcus aureus* resistente a meticilina.

NEUROLOGÍA Y PSIQUIATRÍA

- AVC/ACV: accidente cerebrovascular.
- TCE: traumatismo craneoencefálico.
- EVC: evento vascular cerebral.
- EP: enfermedad de Parkinson.
- EA: enfermedad de Alzheimer.
- TEA: trastorno del espectro autista.
- TDAH: trastorno por déficit de atención e hiperactividad.
- TEPT: trastorno por estrés postraumático.
- TOC: trastorno obsesivo-compulsivo.
- DEP: depresión.
- ANS: ansiedad.

Ginecología y obstetricia

- FUR: fecha de última regla.
- FPP: fecha probable de parto.
- G/P/A: gestaciones/partos/abortos.
- RPM: rotura prematura de membranas.
- DPPNI: desprendimiento prematuro de placenta normoinserta.
- RMM: rotura de membranas.
- LME: lactancia materna exclusiva.
- BPN: bajo peso al nacer.
- CIU: crecimiento intrauterino.
- ETS/ITS: enfermedades/infecciones de transmisión sexual.
- VPH: virus del papiloma humano.

Pediatría y neonatología

- RN/RNPT: recién nacido/prematuro.
- APGAR: test de valoración neonatal.
- LME: lactancia materna exclusiva.
- BLW: *baby led weaning* (alimentación autorregulada).
- EG: edad gestacional.
- ICN/UCIN: unidad de cuidados intensivos neonatales.

Otras de uso frecuente

- AINE: antiinflamatorio no esteroideo.
- ATB/AB: antibiótico.

- AINES: antiinflamatorios no esteroideos.
- AIN: antiinflamatorio no esteroideo (singular).
- INS: insulina.
- AINH: antiinflamatorio no hormonal.
- ATC: antidepresivo tricíclico.
- BZD: benzodiacepina.
- Tx: tratamiento.
- Dx: diagnóstico.
- Fx: fractura.
- Px: pronóstico.
- Cx: cirugía.
- Hx: historia clínica.
- Dx dif.: diagnóstico diferencial.
- Px qx: paciente quirúrgico.

Este recorrido anatómico concluye aquí, pero su estudio acompaña toda una vida profesional.

Despedida

Si has llegado hasta aquí, quiero darte las gracias. Gracias por confiar en este libro, por regalarme tu tiempo y, sobre todo, por seguir luchando por tu sueño.

Cuando yo empecé este camino, pensé muchas veces que no lo lograría. La vida me puso obstáculos, responsabilidades y momentos en los que sentí que todo se me escapaba de las manos. Pero aprendí algo: no importa cuántas veces dudes, lo que importa es que nunca dejes de avanzar.

Este libro no es perfecto, ni pretende serlo. Es más bien un compañero de viaje, una guía que espero que te haya servido no solo para aprender, sino también para sentirte.